U0195761

中国临床案例
ZHONGGUO LINCHUANG ANLI

临床实践与教学丛书

肿瘤内科典型病例

主编 卢 宁 张 华 赵 兵

上海科学技术文献出版社
Shanghai Scientific and Technological Literature Press

图书在版编目（CIP）数据

肿瘤内科典型病例 / 卢宁，张华，赵兵主编 .
上海：上海科学技术文献出版社，2024. --（中国临床
案例）. -- ISBN 978-7-5439-9150-7

Ⅰ . R73

中国国家版本馆 CIP 数据核字第 20244Z63W0 号

策划编辑：张　树
责任编辑：应丽春
封面设计：李　楠

肿瘤内科典型病例

ZHONGLIU NEIKE DIANXING BINGLI

主　　编：卢 宁 张 华 赵 兵
出版发行：上海科学技术文献出版社
地　　址：上海市淮海中路 1329 号 4 楼
邮政编码：200031
经　　销：全国新华书店
印　　刷：河北朗祥印刷有限公司
开　　本：787mm×1092mm　1/16
印　　张：10.75
版　　次：2024 年 7 月第 1 版　2024 年 7 月第 1 次印刷
书　　号：ISBN 978-7-5439-9150-7
定　　价：198.00 元

http://www.sstlp.com

《肿瘤内科典型病例》
编委会

主　编

卢　宁　中国人民解放军新疆军区总医院

张　华　新疆医科大学第一附属医院

赵　兵　新疆医科大学附属肿瘤医院

副主编

王勇强　中国人民解放军新疆军区总医院

朱永安　中国人民解放军陆军第 947 医院

张清泉　中国人民解放军陆军第 948 医院

刘　炜　新疆医科大学附属肿瘤医院

董雅璐　中国人民解放军新疆军区总医院

朱海鹏　克拉玛依市中心医院

肖　蕾　新疆医科大学第一附属医院

刘洪伯　新疆维吾尔自治区人民医院

编　委
（按姓氏笔画排序）

马小平　新疆医科大学附属肿瘤医院

伊力亚尔·努尔如拉　新疆医科大学第一附属医院

孙岩娜　新疆医科大学第一附属医院

如克亚克丽·力提甫　中国人民解放军新疆军区总医院

李　妍　新疆医科大学附属肿瘤医院

李　莉　新疆医科大学附属肿瘤医院

杨丽萍　中国人民解放军新疆军区总医院

吴　戈　新疆医科大学第一附属医院

赵振慧　新疆医科大学附属肿瘤医院

贾春丽　新疆医科大学第一附属医院

谢　倩　中国人民解放军新疆军区总医院

路鹏霏　新疆医科大学第一附属医院

卢宁，男，空军军医大学医学博士，主任医师，新疆医科大学博士、硕士生导师，陆军军医大学、石河子大学硕士生导师。现任中国人民解放军新疆军区总医院肿瘤科主任。2023"天山英才"科技创新领军人才。

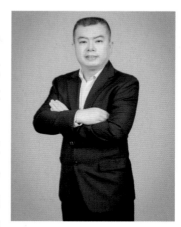

兼任新疆抗癌协会第三届理事，新疆医学会第五届肿瘤学专业委员会常务委员，中国抗癌协会肿瘤分子医学专业委员会委员，新疆抗癌协会化疗及生物靶向治疗专业委员会第三届委员，世界华人消化杂志编辑委员会委员等。

长期从事肿瘤内科临床、教学、科研工作。擅长消化系统恶性肿瘤的诊断、化疗、靶向及免疫治疗。研究领域为肿瘤的人工智能辅助决策系统，专注于人工智能在胃癌一体化精准诊治中的临床应用。

主持国家自然科学基金 1 项，全军面上项目 2 项，自治区科技支疆 1 项，参与国家自然科学基金 2 项，自治区自然科学基金 1 项，2019 年获得新疆科技进步奖二等奖 1 项。发表论文 50 余篇，其中 SCI 论文 10 篇。副主编专著 1 部。

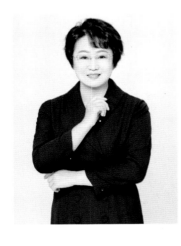

张华，女，主任医师，副教授，硕士研究生导师。现任新疆医科大学第一附属医院肿瘤中心二科主任、门诊部主任。新疆医科大学第一附属医院肿瘤中心学科骨干。

兼任中国医师协会肿瘤医师分会委员，中国医药教育协会疑难肿瘤专业委员会常务委员，中国医促会肿瘤内科分会委员，中国抗癌协会（CACA）肿瘤整体评估专业委员会委员，新疆卫健委癌痛规范化诊疗专家委员会委员，新疆医学会放射肿瘤专业委员会常务委员，新疆抗癌协会理事，新疆抗癌协会康复与姑息专业委员会副主任委员，新疆抗癌协会化疗及生物靶向治疗专业委员会委员等。

长期致力于呼吸、消化、泌尿系统恶性肿瘤的临床诊疗，在化疗、放疗、靶向和免疫的综合治疗及个体化治疗方面经验尤为丰富；同时还擅长恶性肿瘤的癌痛规范化诊治及垂体瘤的放射治疗。

主持省部级科研项目2项，参与国家级及省部级课题10余项，参与多项国际及国内多中心药物临床研究，发表论文30余篇。

赵兵，男，主任医师，医学博士，硕士研究生导师。现任新疆医科大学附属肿瘤医院乳腺内科主任，学术带头人，乳腺癌甲状腺癌诊治中心副主任。

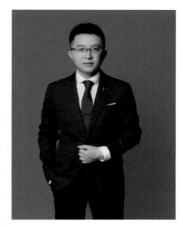

兼任中国临床肿瘤学会（CSCO）乳腺癌专家委员会委员，中国临床肿瘤学会（CSCO）患者教育专家委员会委员，中国健康促进基金会乳腺疾病专家委员会常务委员，中国研究型医院学会分子诊断医学专业委员会委员，北京癌症防治学会乳腺癌精准靶向诊疗专业委员会委员，北京肿瘤防治研究会转化医学专业委员会常务委员，新疆抗癌协会康复与姑息治疗专业委员会候任主任委员，新疆抗癌协会第二届乳腺癌专业委员会常务委员，新疆抗癌协会化疗及分子靶向治疗专业委员会委员等。

从事肿瘤内科临床、教学、科研工作 23 年。长期致力于乳腺恶性肿瘤的基础和临床研究，擅长乳腺恶性肿瘤的诊断、化疗、分子靶向治疗、内分泌治疗、免疫治疗和康复指导等综合治疗。

参与国家级、自治区级课题多项，独立主持国家自然科学基金 1 项，自治区科技支疆 1 项，自治区自然科学基金 3 项，自治区青年科技创新人才培养工程项目 1 项，乌鲁木齐市科技局计划项目 1 项，参与多项国际、国内多中心临床研究 27 项。

JCO 中文版青年编委。发表论文 40 余篇，其中 SCI 论文 12 篇。主编专著 2 部，副主编专著 2 部，参编专著 2 部。

随着医学科技的飞速发展，肿瘤内科的诊疗手段不断革新，精准诊疗的理念日益深入人心。新疆地区在肿瘤内科领域具有丰富的临床经验和独特的诊疗特色。

本书汇集了新疆多个肿瘤内科知名诊疗团队的经验，精选了 20 余例来自新疆地区肿瘤内科的典型病例，涉及肺癌、乳腺癌、结直肠癌等多种常见肿瘤。病例的选择具有代表性和多样性，旨在全面展示肿瘤内科精准诊疗的实践与成果。

本书对每个病例进行了深入剖析，从临床表现、诊断方法、治疗方案、预后评估等方面进行了全面阐述。同时，结合各团队的经验和教训，就精准诊疗的理念、技术与实践进行了深入探讨。通过这些典型病例的分析，旨在为读者提供有益的经验和启示。

参与编写的团队均为新疆地区肿瘤内科的知名诊疗团队，具有丰富的临床经验和深厚的学术背景。通过剖析 20 余例典型病例，深入探讨肿瘤内科精准诊疗的实践与挑战。

在精准诊疗的实践中，肿瘤内科面临着诸多问题和挑战。本书对这些问题和挑战进行了深入剖析，如精准诊断的准确性、治疗方案的个体化、患者教育与管理等方面的问题。同时，本书也探讨了解决这些问题的可能途径和方法。

面对精准诊疗的未来发展，本书对肿瘤内科领域的前沿技术和研究进展进行了概述。从基因组学、靶向治疗、免疫治疗等方面，探讨了肿瘤内科精准诊疗的未来发展方向。同时，本书也强调了医者不断学习、实践与创新的重要性，以期在肿瘤精准诊疗之路上取得更大的进步。

肿瘤内科的精准诊疗是一项复杂而艰巨的任务，需要医者不断学习、实践和创新。本书通过分享新疆地区肿瘤内科的典型病例和经验教训，希望能为读者提供有益的参考和启示。在未来的诊疗之路上，我们应共同努力，慎思笃行，臻于至善，为患者带来更好的诊疗体验和生活质量。

2024 年 2 月 18 日

目 录

病例1 晚期甲状腺癌的诊断和治疗

一、病历摘要

（一）病史简介

患者男性，66岁，汉族，高中文化，退休人员。

现病史：于2017年9月1日开始无明显诱因出现咯血，为痰中带血丝，平均每日3口，量少，后就诊鄯善县人民医院。门诊完善胸部CT示：两肺多发转移瘤，左侧第5后肋骨骨转移，两侧肺门区及纵隔内多发淋巴结钙化，建议转上级医院进一步治疗，故前来就诊。病程中，患者精神好，睡眠好，饮食正常，大小便正常。无体重减轻。

既往史：既往体健。无慢性疾病史。

家族史：无恶性肿瘤家族史。

（二）专科查体

体温36.5℃，心率84次/分，呼吸21次/分，血压120/74mmHg，BMI 21，体表面积（BSA）1.67m^2，KPS 90分，疼痛（NRS）0分。双侧甲状腺切除，颈部可见6cm的手术瘢痕，全身浅表淋巴结未及肿大。

（三）辅助检查

五分类血常规、生化未见异常。

甲癌筛查及监测（20180109）：血清游离三碘甲状原氨酸4.53 ↑ pg/ml，血清游离甲状腺素测定0.96ng/dl，血清促甲状腺激素测定5.110 ↑ μIU/ml，抗甲状腺球蛋白抗体37.54U/ml，降钙素测定1.21pg/ml，甲状腺结合球蛋白测定500.00 ↑ ng/ml。心电图：窦性心律。

二、诊疗经过

患者 2017 年 9 月入我院后，颈胸部 CT 示：①甲状腺癌，双肺转移；②左侧第 5 后肋骨局部骨质破坏并软组织结节，考虑转移（病例 1 图 1）。2017 年 9 月 20 日在局麻下行"经皮针吸肺活组织检查"，病理检查：符合腺癌，结合免疫组化结果考虑甲状腺滤泡癌转移，于 2017 年 9 月 29 日在全麻下行"甲状腺双叶全切除术＋双侧中央组淋巴结切除术＋喉返神经探查术＋甲状旁腺探查术"，病理报告示：（甲状腺右叶）甲状腺滤泡癌最大径 2.6cm，甲状腺左叶＋峡部）结节性甲状腺肿，冰冻结果同石蜡切片一致，（双侧中央组淋巴结）查见淋巴结 3 枚，均未见肿瘤转移，另见甲状旁腺组织 1 枚。术后明确诊断：①甲状腺恶性肿瘤（右叶滤泡癌）；②结节性甲状腺肿（左叶＋峡部）；③肺继发恶性肿瘤；④骨继发恶性肿瘤。2018 年 1 月胸腹部 CT 提示肺内病灶及肋骨转移灶均明显增大，病情发生进展，故给予一线口服"阿帕替尼 500mg/d"靶向治疗；于 2018 年 3 月 15 日行 ^{131}I 治疗，每月静脉滴注"注射用唑来膦酸"以抑制骨破坏、促进骨修复处理。2018 年 7 月 3 日胸腹部增强 CT（病例 1 图 2）提示：双肺多发结节较前减少、缩小；骨转移较前缩小。继续口服"阿帕替尼 250mg/d"靶向治疗至 2021 年 3 月 30 日（病例 1 图 3）。2022 年 12 月 21 日入院复查，肺内转移灶、骨转移增多，新发脑转移癌（病例 1 图 4、病例 1 图 5），提示病情进展。2022 年 12 月 30 日予以二线"盐酸安罗替尼胶囊 12mg，qd，po，d1～d14；q3W"靶向治疗。因患者多发脑转移瘤，予以全脑放疗，照射靶区 PTV：30Gy/2.0Gy/10f。放疗结束于 2023 年 1 月 12 日，复查颅内病灶缩小（病例 1 图 6），至 2023 年 5 月死亡。

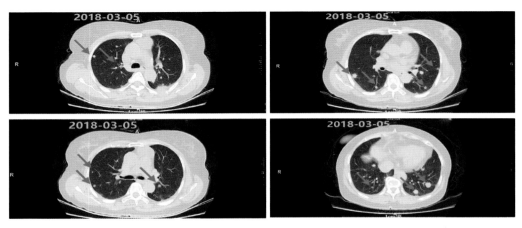

病例 1 图 1　CT 见肺内多发结节

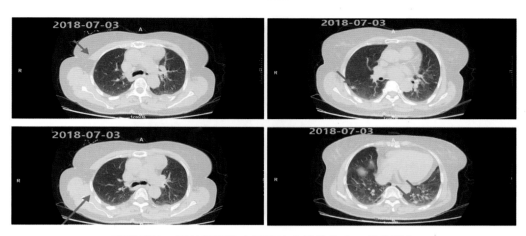

病例1图2　阿帕替尼治疗后见病变较前缩小，部分消失

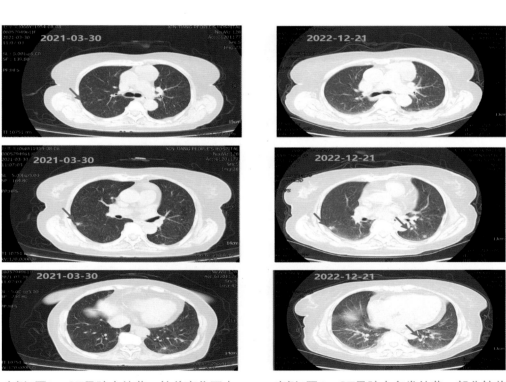

病例1图3　CT见肺内结节，较前变化不大

病例1图4　CT见肺内多发结节，部分较前增大

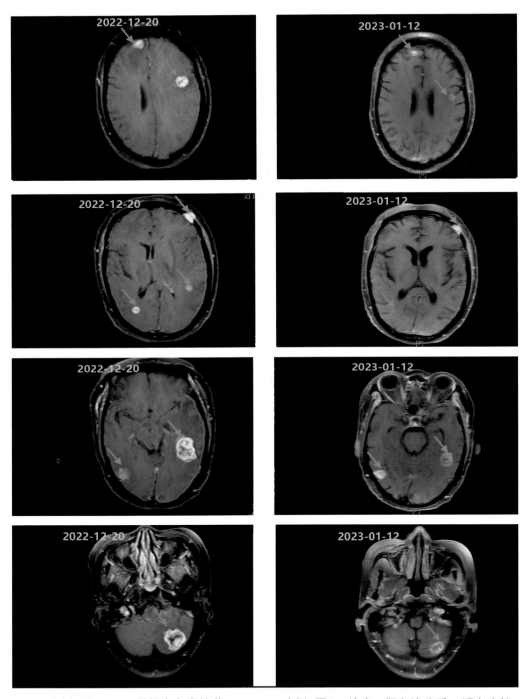

病例1图5　MRI见颅内多发结节　　病例1图6　放疗＋靶向治疗后，颅内病灶
部分缩小、部分消失

三、病例讨论

患者疾病特点：老年男性，甲状腺癌。术后 ^{131}I 治疗后，予以一线阿帕替尼靶向治疗，病情进展；更换为安罗替尼二线治疗，病情再次进展，治疗无效。患者出现颅内多发转移，提示预后不良。

1. 放射性碘治疗　甲状腺细胞可从血液中摄取碘，而 DTC 也保留着正常摄取碘的能力，放射性 ^{131}I 是作为辅助治疗或微转移的主要治疗方法[1]。然而，随着时间的延长，许多 DTC 可能失去摄取碘的能力，患者还可能因为使用的 ^{131}I 累计治疗剂量达到最大限值而无法继续进行放射性治疗。而甲状腺髓样癌（medullary thyroid cancer，MTC）和甲状腺未分化癌（anaplastic thyroid cancer，ATC）[2] 由于不摄取碘，因此放射性 ^{131}I 不作为其有效的系统治疗方法。

2. 靶向治疗的选择　索拉非尼是 VEGF、血小板衍生生长因子、成纤维细胞生长因子、KIT 和 RET 的抑制剂，被批准用于碘难治性分化型甲状腺癌，且临床治疗效果较好。无进展生存期为 10.8 个月，总有效率为 12.2%，不良反应的发生（率）包括手足皮肤反应（69%）、腹泻（42%）、皮疹（33%），且大部分患者（> 60%）需要适当减少药物剂量进行控制[3]。阿帕替尼高选择性结合并抑制 VEGFR-2[4]，抑制 VEGF 刺激的血管内皮细胞迁移和增殖，降低肿瘤微血管密度，抑制肿瘤的进展和转移[5~6]。有研究证实其在血供丰富的恶性肿瘤治疗的有效性和安全性[7]。在 Ⅱ、Ⅲ 期临床试验中，阿帕替尼的应用正扩展到晚期胃癌、非小细胞肺癌（non-small cell lung cancer，NSCLC）、乳腺癌和肝细胞癌等[8~11]。一项阿帕替尼治疗 RR-DTC 和高度侵袭性甲状腺癌的 REALITY 提示：相比于安慰剂，阿帕替尼可以显著延长患者的 PFS（22.2 个月 vs 4.5 个月），降低 74% 的疾病进展或死亡风险。阿帕替尼组的中位生存期还未达到，而安慰剂组为 29.90 个月，死亡风险比下降了 58%（$P < 0.05$）。其他次要终点结果，阿帕替尼组客观缓解率（ORR）为 54.3%，疾病控制率（DCR）为 95.7%，均显著高于安慰剂组。基于此予以一线阿帕替尼靶向治疗，疾病控制时间达 3.2 年。

3. 一线治疗失败后的决策　患者一线使用阿帕替尼治疗病情进展后，对于既往靶向治疗失败的患者，尚无标准方案，可考虑其他靶向治疗或联合方案。ALTER-0303 研究结果显示安罗替尼组显著提高了患者的无进展生存期（PFS）和总生存期（OS）。基于这一良好的实验结果，2018 年 5 月 8 日，中国食品药品监督管理局（CFDA）正式批准单药安罗替尼应用于晚期非小细胞肺癌（NSCLC）患者的三线及以上治疗[12]。除此之外，安罗替尼凭借其优异的临床疗效，分别在 2019 年 7 月及 2019 年 9 月被获批用于软组织肉瘤及小细胞肺癌，并于 2021 年 2 月再次以其独特优势获批用于晚期甲状腺髓样癌。该实验具体方法：一项安罗替尼治疗局部晚期或转移的碘难治性 DTC 的随机、双盲、多中心 II 期临床研究（ALTER-01032）[13]，共纳入 113 例受试者（安罗替尼组 76 例、安慰剂组 37 例）。结果表明，安罗替尼组与安慰剂组的中位 PFS 差异显著（40.54 个月 vs 8.38 个月，$P < 0.0001$），安罗替尼组的 ORR 为 59.21%，安慰剂组未观察到肿瘤客观缓解（$P < 0.0001$），两组的 DCR 分别为 97.37% 和 78.38%（$P = 0.002$），OS 尚未达到。故基于以上的研究，我们予以安罗替尼靶向治疗，针对脑转移，予以局部放疗控制病情。但患者最终因病情进展危及生命。患者从确诊到死亡 5 年，表明甲状腺癌对靶向治疗敏感性良好，病情进展后续继续靶向治疗仍有一定疗效，但患者出现脑转移后预后欠佳，最终死亡。

四、病例点评

甲状腺癌是内分泌系统常见的恶性肿瘤，以分化型甲状腺癌常见。虽然手术切除、^{131}I 治疗及促甲状腺素抑制等标准治疗预后较好，但仍可发生肿瘤局部复发、颈淋巴结或远处转移，部分患者甚至进展为放射性碘难治性分化型甲状腺癌。研究显示，大部分甲状腺癌的发病机制与 PI3K/Akt/mTOR、MAPK 信号通路的异常及多种基因突变相关。RET、BRAF、VEGF 等已成为治疗甲状腺癌的重要靶点，FDA 已批准了多种新的靶向治疗方法用于晚期甲状腺癌，因此，目前靶向治疗药物是标准治疗的主要药物之一，目前也有许多国家正在进行其他靶向甲状腺癌的治疗研究。对 BRAF V600E 突变的甲状腺癌患者使用达拉菲尼联合曲美替尼治疗结果良好[14]。卡博替尼则是通过抑制 RET、VEGF2、C-met 受体而发挥特异性作用，C-met 的抑制被认为可有效提高治疗疗效并降低耐药性的发生。索拉非尼也被批准用于碘难治性分化型甲状腺癌，且临床治疗效果较好。仑伐替尼是针对 VEGF1-3、FGF1-4、PDGF、KIT 和 RET 的抑制剂[15]。赛哌替尼是最近被 FDA 批准用于 RET 突变 MTC 和 RET 融合阳性甲状腺癌的口服选择性 RET 激酶抑制剂[16]。这些新型的治疗药物在患者所处的时间和地点可及性很差，患者并没有更多的机会选择这些新型治疗药物。但患者使用国产TKI仍然取得了非常可观的疗效。

即使在相同的甲状腺癌组织亚型中，但基于肿瘤遗传性和免疫特征的不同，其治疗的反应也是不同的，一种药物并不能适用于所有患者，因此对不同的患者需要进行个体化治疗，选择适合的靶向治疗药物。但部分甲状腺癌患者使用靶向药物治疗后，会产生一定的不良反应及耐药性。未来对多药耐药机制的研究可能会给临床医生带来更多的临床指导。

（病例提供：刘洪伯　新疆维吾尔自治区人民医院）

（点评专家：赵　兵　新疆医科大学附属肿瘤医院）

参考文献

[1]宋创业，严丽，孟艳林，等.甲状腺癌发生发展及预后的相关影响因素[J/CD].中华普通外科学文献（电子版），2020，14（1）：72–75.

[2]王任飞，王勇，石峰，等.碘难治性分化型甲状腺癌的诊治管理共识（2019年版）[J].中国癌症杂志，2019，29（6）：476–480.

[3]Fleeman N，Houten R，Bagust A，et al.Lenvatinib and sorafenib for differentiated thyroid cancer after radioactive iodine：a systematic review and economic evaluation[J].Health Technol Assess，2020，24（2）：1–180.

[4]Li J，Qin S，Xu J，et al.Apatinib for chemotherapy–refractory advanced metastatic gastric cancer：results from a randomized，placebo–controlled，parallel–arm，phase II trial[J].J Clin Oncol，2013，31（26）：3219–3225.

[5]Xiao J，Liang J，Zhang W，et al.Clinical observation of apatinib–related hypothyroidism in patients with advanced malignancies[J].Exp Ther Med，2020，20（3）：1961–1966.

[6]Scott LJ.Apatinib：a review in advanced gastric cancer and other advanced cancers[J].Drugs，2018，78（7）：747–758.

[7]Xu J，Shen J，Gu S，et al.Camrelizumab in combination with apatinib in patients with advanced hepatocellular carcinoma（RESCUE）：a nonrandomized，open–label，phase II trial[J].Clin Cancer Res，2021，27（4）：1003–1011.

[8]Li J，Qin S，Xu J，et al.Randomized，double–blind，placebo–controlled phase

Ⅲ trial of apatinib in patients with chemotherapy-refractory advanced or metastatic adenocarcinoma of the stomach or gastroesophageal junction[J].J Clin Oncol，2016，34（13）：1448-1454.

[9]Zhang S.Problematic analysis and inadequate toxicity data in phase Ⅲapatinib trial in gastric cancer[J].J Clin Oncol，2016，34（31）：3821.

[10]Hu X，Cao J，Hu W，et al.Multicenter phase Ⅱstudy of apatinib in non-triple-negative metastatic breast cancer[J].BMC Cancer，2014，14：820.

[11]Wu F，Zhang S，Xiong A，et al.A phase Ⅱclinical trial of apatinib in pretreated advanced non-squamous nonsmall-cell lung cancer[J].Clin Lung Cancer，2018，19（6）：e831-e842.

[12]Chen XZ.Anlotinib for refractory advanced non-small cell lung cancer in China[J].JAMA Oncol，2019，5（1）：116-117.

[13]Chi Y，Gao M，Zhang Y，et al. Anlotinib in locally advanced or metastatic radioiodine-refractory differentiated thyroid carcino-ma：A randomized，double-blind，multicenter phase Ⅱ tria[J]. Annals of Oncology，2020，31（suppl_6）：S1347-S1354.

[14]Xin Y，Bai Y，Jiang X，et al. Sulforaphane prevents angiotensin Ⅱ-induced cardiomyopathy by activation of Nrf2 via stimulating the Akt/GSK-3β/Fyn pathway[J]. Redox Biol，2018，15：405-417.

[15]Porcelli T，Luongo C，Sessa F，et al.Long-term management of lenvatinib-treated thyroid cancer patients：a real-life experience at a single institution[J].Endocrine，2021.DOI：10.1007/s12020-021-02634-z.

[16]Markham A.Selpercatinib：first approval[J].Drugs，2020，80（11）：1119-1124.

病例2 | 小细胞肺癌治疗

一、病历摘要

（一）病史简介

患者男性，56 岁。主因"咳嗽 4 个月"入院。

现病史：2021 年 3 月因咳嗽 4 个月就诊于新疆某医院。完善肿瘤标志物：癌胚抗原 3.46ng/ml，胃泌素释放前肽 455.1pg/ml。肺 CT：左肺门区软组织肿块，考虑恶性病变（大小约 4.1cm×3.7cm）。纵隔、左肺门多发肿大淋巴结，考虑转移。完善支气管镜并取组织活检，病理：小细胞肺癌。免疫组化：CK（＋），CD45（－），CgA（－），Syn（＋）。腹部 CT、颅脑核磁及全身骨扫描未见异常。

既往史：吸烟史 40 余年，20 支 / 日；间断饮酒史 40 年，200g/ 次。

（二）专科查体

体温 36.3℃，心率 82 次 / 分，呼吸 18 次 / 分，血压 113/86mmHg，KPS 90 分。患者神志清，生命体征平稳。全身未触及肿大淋巴结，胸廓正常，双肺呼吸音清，未闻及干、湿啰音。心前区无隆起，心律齐，82 次 / 分，各瓣膜区未闻及杂音。腹软，无压痛，双下肢无水肿。

（三）入院诊断

左肺小细胞肺癌 $cT_{2b}N_2M_0$，ⅢA 期，局限期。

二、诊疗经过

依据 CSCO 指南，于 2021 年 3 月 21 日开始予以 EP 方案化疗。具体方案剂量为：顺铂 90mg 静脉滴注 d1，60mg 静脉滴注 d2；依托泊苷 100mg 静脉滴注 d1 ~ d5，每 3 周重复。EP 方案化疗 2 个周期后肿瘤标志物降至正常范围水平。肺 CT：左肺门软组织肿块较前缩小至 2.0cm×1.5cm。头颅核磁提示：脑桥左侧异常强化信号（0.6cm），考虑转移。鉴于患者肺部肿块缩小明显，继续予以第 3、第 4 周期 EP 方案化疗。同时于 2021 年 6 月 25 日至 8 月 3 日予以"左肺原发病灶＋左肺门、纵隔淋巴结引流区"调强放疗，剂量为 60Gy/30 次。于 8 月 15 日至 9 月 9 日继续第 5、第 6 周期 EP 方案化疗。期间完善 CT：左肺门软组织肿块较前明显缩小至显示不清。头颅核磁：脑桥左侧、左侧小脑半球（0.8cm）异常信号并强化，考虑转移。脑桥左侧病灶同前相仿。针对患者颅内转移病灶，于 2021 年 9 月 30 日至 10 月 19 日予以全脑照射放疗，剂量为 30Gy/10 次。12 月 16 日入院，完善 CT 提示：左肺门病变较前变化不大。头颅核磁：脑桥异常信号无强化，左侧小脑病变未显示。（患者一线治疗期间肺部原发病灶变化见病例 2 图 1，颅内病变变化见病例 2 图 2）

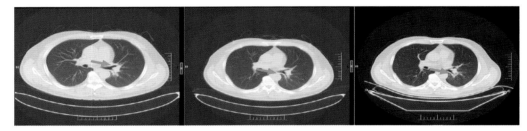

病例2图1　一线治疗期间肺部原发病灶变化

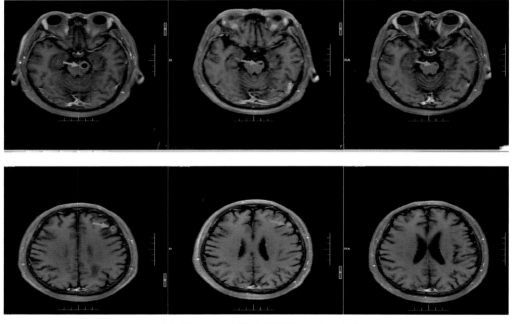

病例2图2　一线治疗期间颅内病变变化

　　二线治疗：2022 年 3 月患者入院完善肺 CT：左肺门病变较前变化不大。头颅核磁：双侧大脑半球、小脑蚓部、脑干偏左侧多发新转移灶。影像学综合评估 SD。予以"伊立替康＋阿替利珠单抗"抗肿瘤治疗 5 周期。具体剂量为：伊立替康 180mg d2、d9 ＋阿替利珠单抗 1200mg 静脉滴注 d1，每 3 周重复。期间复查肺 CT 提示：原发病灶变化同前。头颅核磁提示：颅内转移病灶较前缩小。疗效评价为：PR（病例 2 图 3）。

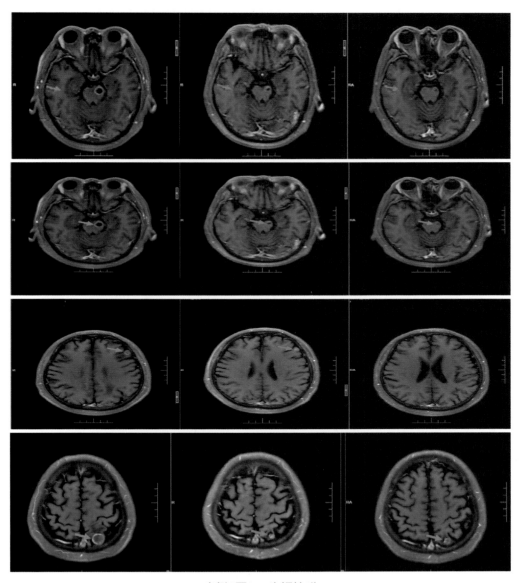

病例2图3　头颅核磁

三线治疗：后患者因个人原因未返院规律治疗。2022 年 9 月，因下肢乏力于当地医院完善头颅核磁提示颅内病灶再次进展，于当地医院开始间断口服安罗替尼靶向治疗。于 2022 年 12 月因病情进展，开始姑息支持对症治疗。后患者因病情进展，多器官衰竭死亡。

三、病例讨论

小细胞肺癌是肺癌的特殊类型，属于恶性程度极高的神经内分泌肿瘤。该类型肿瘤细胞倍增速度快，易出现侵袭性发展远处转移。尽管初期对放疗和化疗敏感，但大部分患者易在短时间内复发及耐药，5 年生存率极低。现阶段传统化疗药物尚未在小细胞肺癌中取得突破性进展，免疫药物等的出现则打破了小细胞肺癌治疗领域的僵局，联合治疗或许能为小细胞肺癌患者带来希望。小细胞肺癌治疗方式的选择与分期密切相关，目前临床上多采用美国退伍军人肺癌协会的二期分法与 TNM 分期相结合的方法，将其分为局限期和广泛期。其中广泛期患者 2 年生存率仅为 5.2% ～ 19.5%。约 2/3 的患者在首次就诊时已发生远处转移。基于小细胞肺癌的高复发率和易早期转移等特点，可用于改善生存预后的治疗方案有限。在长达 30 多年的时间内，小细胞肺癌的标准一线治疗一直是依托泊苷联合含铂双药化疗，尽管对初始化疗有较高反应率，多数患者在治疗后短时间内出现疾病进展。二线治疗药物有限，且复发后疗效较差。IMpower133 作为广泛期小细胞肺癌一线治疗的一项里程碑式研究，入组患者在化疗的基础上分别联合 Atezolizumab 或安慰剂治疗。截至数据分析时，Atezolizumab 联合治疗组中位 OS 较对照组显著延长 2.0 个月，中位 PFS 分别为 5.2 与 4.3 个月。同时，IMpower133 研究对血液中 TMB 进行了探索性分析，设定了 2 个 cut-off 值，分别为 10mut/Mb 和 16mut/Mb，但结果并未显示 TMB 较高的患者可以获得更好的疗效。

该患者明确诊断小细胞肺癌 ⅢA 期，一经确诊考虑局限期，但失去手术机会。EP 方案化疗 2 周期后影像学提示出现颅内转移病灶，予以序贯原发病灶及颅内转移病灶放疗。治疗期间影像学评估 PR。2021 年 10 月 19 日，综合治疗结束后患者定期随访复查，2022 年 3 月，复查头颅核磁提示颅内出现新发病灶考虑复发。依据指南广泛期小细胞肺癌一线治疗推荐方案为阿替利珠单抗＋依托泊苷＋卡铂[1～2]，针对小细胞肺癌二线治疗指南推荐均为单药化疗。而该病例患者二线使用免疫＋化疗方案治疗后颅内病灶缩小（病例 2 图 3）达到 PR，考虑治疗有效。后期因患者未规律返院治疗导致病情进展死亡。

四、病例点评

肺癌是中国和全球范围内发病率和死亡率较高的肿瘤，其中小细胞肺癌在肺癌中约占 13% ~ 17%[3]。由于小细胞肺癌恶性程度高，早期极易发生远处转移，确诊时多为晚期，预后极差。局限期小细胞肺癌一经发现标准治疗方案为 EP 化疗联合放疗。

广泛期小细胞肺癌一经发现生存期短[4~5]，标准治疗方案为免疫联合 EC 方案。PD1 和 PD-L1 的免疫检查点抑制剂在小细胞肺癌中显示了良好的临床活性。2020 年 2 月，我国国家药品监督管理局基于 IMpower133 的研究结果，正式批准 PD-L1 抑制剂 atezolizumab ＋依托泊苷 / 卡铂为一线治疗广泛期小细胞肺癌的适应证。IMpower133 是一项研究 Atezolizumab ＋依托泊苷 / 卡铂对比安慰剂＋依托泊苷 / 卡铂一线治疗广泛期小细胞肺癌的Ⅲ期研究。结果显示，与标准治疗相比，Atezolizumab ＋依托泊苷 / 卡铂可将中位 OS 延长 2 个月，并显著提高 12 个月的 OS 率，中位 PFS 也由 4.3 个月延长至 5.2 个月，疾病进展风险降低 23%。两组 3/4 级 AE 发生率相似。

对于小细胞肺癌二线治疗往往推荐单药化疗。对于一线治疗结束 ≤ 6 个月内复发进展者推荐二线治疗选择拓扑替康、伊立替康、吉西他滨、紫杉醇、长春瑞滨等药物治疗。基于 IMpower133 研究中免疫治疗带来的效果，该病例中患者二线治疗选择伊立替康＋阿替利珠单抗治疗。该患者予以免疫＋化疗后短期治疗效果仍达到 PR。

二线治疗失败的小细胞肺癌如果 PS 评分为 0 ~ 2 分可考虑三线治疗。三线治疗可选择方案有安罗替尼、Nivolumab、Pembrolizumab。但安罗替尼是我国自主研发的小分子多靶点酪氨酸激酶抑制剂。能有效抑制 VEGFR、PDGFR、FGFR、c-Kit 等激酶。具有抗肿瘤血管生成及抑制肿瘤生长的作用。我国研究者开展的安罗替尼对比安慰剂三线及以上治疗小细胞肺癌的Ⅱ期研究结果显示，安罗替尼使小细胞肺癌患者的 PFS 延长了 3.4 个月，疾病进展风险降低了 81%。OS 亦有显著获益，安罗替尼组为 7.3 个月，安慰剂组为 4.9 个月。安罗替尼的安全性易于管理，并且具有口服用药的便利优势，易于被患者接受。因此，该患者选择安罗替尼靶向治疗。

该患者后期虽因病情进展死亡，但使用免疫治疗期间疾病控制佳，免疫联合化疗治疗有效。尽管目前免疫治疗为小细胞肺癌治疗带来了希望，但如何更好提高免疫治疗疗效，如何筛选免疫治疗获益人群及更好地将免疫与放疗结合仍是我们日后探索的方向。

（病例提供：谢　倩　中国人民解放军新疆军区总医院）

（点评专家：卢　宁　中国人民解放军新疆军区总医院）

参考文献

[1]Mansfield AS，Kazarnowicz A，Karaseva N，et al.Safety and patient-reported outcomes of atezolizumab，carboplat-in，and etoposide in extensive-stage small-cell lung cancer（IM-power133）：a randomized phase Ⅰ/Ⅲ trial[J].Ann Oncol，2020，31（2）：310-317.

[2]Simeone E，Grimaldi AM，Festino L，et al.Nivolumab for the treatment of small cell lung cancer[J].Expert Rev Respir Med，2020，14（1）：5-13.

[3]王维威，张家齐，李单青．小细胞肺癌的免疫治疗临床进展[J]．中国肺癌杂志，2022，25（6）：425-433．

[4]Cao M，Chen W.Epidemiology of lung cancer in China[J].Thorac Cancer，2019，10（1）：3-7.

[5]Lu T，Yang X，Huang Y，et al.Trends in the incidence，treatment，and survival of patients with lung cancer in the last four decades[J].Cancer Manag Res，2019，11：943-953.

病例3 晚期小细胞肺癌一线免疫治疗

一、病历摘要

（一）病史简介

患者男性，68岁，因"咳嗽咳痰近1个月，发现肺占位5天"于2023年3月10日入院。

现病史：患者于2023年2月20日受凉后出现刺激性干咳，夜间为重，当时无发热，无头晕、头痛，无咳嗽、咳痰及胸闷、气憋，无呼吸困难。后咳嗽不缓解，且偶有咳痰中带血丝，期间发热2次，体温最高达38℃，未行特殊处理，自行退热。遂患者为进一步明确诊断及治疗，就诊伊犁州某医院，完善相关检查（20230305）示：左肺门及上下叶占位，建议行CT引导下穿刺，但患者拒绝，并要求转上级医院续行治疗。

既往史：患者吸烟史15年余，约20支/天，已于2014年戒烟；饮酒史20年，约200ml/周，已于2022年9月戒酒。

家族史：兄弟姐妹3人，一兄因肝癌去世，一姊健在。

（二）专科查体

体温36.5℃，脉搏81次/分，呼吸20次/分，血压125/68mmHg，体重73kg，NRS 0分，身高170cm，BMI 25，营养1分，PS 1分。全身浅表淋巴结未触及肿大。双肺呼吸音增粗，余心腹未见明显异常。

（三）辅助检查

全身PET/CT（20230314）示（病例3图1）：①左下肺门至左肺下叶高代谢占位，考虑左肺恶性肿瘤伴远端阻塞性不张并炎症；②左肺下叶高代谢结节，考虑转移；左肺上叶炎症；③右肾中部高代谢占位，考虑恶性，转移性病变不除外；④左侧锁骨上区、纵隔、双肺门、食管下段旁、肝胃间隙、胰胃间隙、门腔间隙、腹膜后多发淋巴结转移，部分伴液化坏死；⑤肝多发转移、多发骨转移、右侧股骨髓内转移；⑥心包积液、胆囊炎、前列腺增生伴钙化灶。

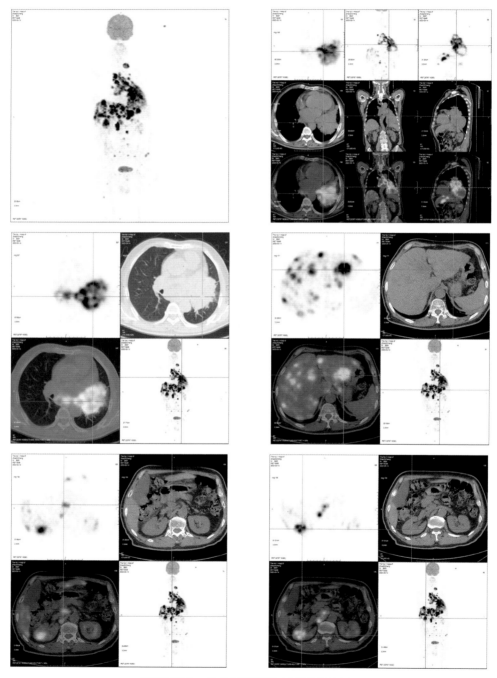

病例3图1　全身PET/CT（20230314）

支气管镜（20230313）示（病例 3 图 2）：综合检查，插入方式：经鼻咽腔。麻醉方式：局麻。术中不良反应：顺利。声门：正常。气管：管腔通畅；隆突：正常。分泌物：少量。颜色：白。左总支气管：管腔通畅。左上叶支气管：管腔通畅。左下叶支气管：左下叶基底段支气管管腔粗糙，黏膜肿胀，可见新生物，予以活检及灌洗送病理诊断。右总支气管：管腔通畅。右上叶支气管：管腔通畅。右中叶支气管：管腔通畅。右下叶支气管：管腔通畅。于 7#、4L 组淋巴结行超声探查可见低回声区，予以针吸活检送病理诊断。诊断：左下叶基底段支气管新生物。经支气管镜胸膜活检术、超声支气管镜检查术、经支气管镜灌洗术。

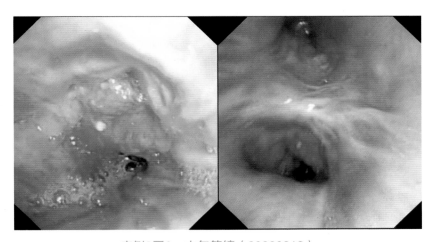

病例 3 图 2　支气管镜（20230313）

刷片病理（20230315）表示：4L 刷片 ×4：散在幼稚异型细胞，考虑低分化癌，建议活检明确。7 组刷片 ×4：查见大量幼稚异型细胞，考虑低分化癌，建议活检明确。灌洗液：散在炎细胞，吞噬细胞，纤毛柱状上皮细胞。

支气管镜病理（20230317）示：（左下）低分化癌，形态学考虑小细胞癌。（7 组、4L）查见少许肿瘤细胞，具体请详见病理号 2023–12582。

头颅 MRI（20230315）示（病例 3 图 3）：①延髓后缘、胼胝体压部右前缘异常强化结节，考虑脑转移瘤可能，请结合临床进一步相关检查；②散在腔隙性脑梗死；③老年脑改变。

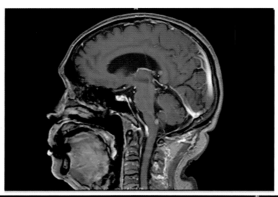

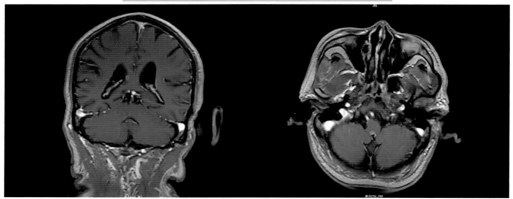

病例3图3　头颅MRI（20230315）

二、诊疗经过

综合上述病史及辅助检查等，可明确诊断：左肺恶性肿瘤小细胞癌 $CT_4N_3M_{1c}$ Ⅳ B 期；左肺内肺继发恶性肿瘤；右肾继发恶性肿瘤；肝内多发肝继发恶性肿瘤；多发骨继发恶性肿瘤；多发淋巴结继发恶性肿瘤（左侧锁骨上区、纵隔、双肺门、食管下段旁、肝胃间隙、胰胃间隙、门腔间隙、腹膜后多发淋巴结）；右侧股骨骨髓继发恶性肿瘤，脑继发恶性肿瘤。

一线治疗：2023 年 3 月 19 日给予第一周期治疗，具体方案为：阿替利珠单抗 1200mg ivgtt d1 ＋依托泊苷 170mg ivgtt d1 ~ d3 ＋卡铂 600mg ivgtt d1；2023 年 4 月 10 日给予同前第 2 周期治疗。

三、病例讨论

小细胞肺癌每年新发病人数占肺癌的 20% 左右（15% ~ 25%）。在肺癌所有组织类型中，小细胞肺癌的发病与吸烟的关系最为密切，只有 3% 无既往吸烟史。吸烟与肺癌的关系：吸烟者 20% 终生将会患肺癌，肺癌患者中 80% 与吸烟有关。肺癌患者中吸烟者比不吸烟者死亡危险高 8 ～ 20 倍。

小细胞肺癌是肺癌中分化最低、性质最恶的一型。细胞来源是 Kulchisky 细胞（K 细胞、神经内皮细胞），小细胞肺癌的神经内分泌综合征就是由于细胞质内的 Kulchisky 颗粒，组织化学证明，颗粒具有嗜银性和亲银性，是一种化学感受器。小细胞肺癌具有倍增时间短（33 天）、增殖指数高、浸润性生长及较早发生转移等特点。通常发生于大支气管内，但也发生于外周支气管。

美国老年委员会肺癌研究小组（Veterans Administration Lung Cancer Study Group，VALCSG）将小细胞肺癌患者分为两种：局限性肿瘤和广泛性肿瘤。前者为局限于半胸，有区域淋巴结转移 [包括肺门、同侧和对侧纵隔和（或）锁骨上淋巴结和（或）伴癌性胸腔积液]。后者为肿瘤伴对侧胸部和（或）胸部以外的转移病灶。VALCSG 分类现在已经被修订的 TNM 分期方法所代替。

2018 年《新英格兰医学杂志》发表了 IMpower 133 研究的结果，中位随访 13.9 个月时，阿替利珠单抗＋化疗组和安慰剂＋化疗组的中位总生存期（OS）分别为 12.3 个月和 10.3 个月（HR = 0.70，95% CI：0.54 ～ 0.91；P = 0.007），中位无进展生存期（PFS）分别为 5.2 个月和 4.3 个月（HR = 0.77；95% CI：0.62 ～ 0.96；P = 0.02）[1]。OS 和 PFS 在中期分析时已获得阳性结果，为 ES-SCLC 患者带来了显著的生存延长，也为患者提供了新的治疗选择和思路，IMpower133 研究带领 ES-SCLC 进入免疫治疗时代。

四、病例点评

小细胞肺癌（SCLC）是一类恶性程度高、侵袭性强的恶性肿瘤，约占肺癌的 15%，预后较差 [2]。尽管 SCLC 对放化疗比较敏感，但极易发生耐药且复发率高，且约 2/3 的 SCLC 患者确诊时已有远处转移，处于广泛期（ES-SCLC），患者总体生存期较短 [3]。近些年，免疫治疗的出现为 ES-SCLC 患者带来了希望，2022 年中国临床肿瘤学会（CSCO）指南也对 ES-SCLC 的一线治疗方案进行了相应推荐 [4]。

免疫联合化疗方案成为 ES-SCLC 一线优选方案。在 ES-SCLC 的初始治疗中，对于无局部症状且无脑转移的患者，含铂双药化疗仍然是一线标准治疗方案。而基于 IMpower133 研究、CASPIAN 研究中，免疫联合化疗方案一线治疗 ES-SCLC 展现出的优异疗效[1, 5~8]，2022 年 CSCO 指南推荐免疫联合化疗作为 ES-SCLC 的一线治疗[4]，为患者带来了比化疗更优的生存获益。该患者肿瘤分期较晚，已出现多脏器远处转移，整体预后差，生存期短，既往行第一周期治疗后，咳嗽咳痰症状明显缓解，现已行 2 周期免疫联合化疗，后续可定期复查，必要时联合局部治疗，如脑转移放疗等，可充分体现综合治疗包括放疗、化疗及免疫治疗的重要性。

（病例提供：孙岩娜　贾春丽　新疆医科大学第一附属医院）

（点评专家：张　华　新疆医科大学第一附属医院）

参考文献

[1]Horn L，Mansfield AS，Szczęsna A，et al.First-Line Atezolizumab Plus Chemotherapy in Extensive-Stage SmallCell Lung Cancer[J].N Engl J Med，2018，379：2220-2229. doi：10.1056/NEJMOA1809064.

[2]王维威，张家齐，李单青.小细胞肺癌的免疫治疗临床进展[J].中国肺癌杂志，2022，25（06）：425-433.

[3] Oronsky B，Reid TR，Oronsky A，Carter CA.Whats new in SCLC[J]？A review. Neoplasia，2017，19：842-847.

[4]中国临床肿瘤学会指南工作委员会（2022）.小细胞肺癌诊疗指南[M].北京：人民卫生出版社，2022.

[5]Goldman JW，Dvorkin M，Chen Y，et al.Durvalumab，With or Without Tremelimumab，Plus Platinum-Etoposide Versus Platinum-Etoposide Alone in First-Line Treatment of Extensive-Stage Small-Cell Lung Cancer（CASPIAN）：Updated Results From a Randomised，Controlled，Open-Label，Phase 3 Trial[J].Lancet Oncol，2021，22（1）：51-65.doi：10.1016/S1470-2045（20）30539-8.

[6]Paz-Ares L，Chen Y，Reinmuth N.Durvalumab，with or without tremelimumab，plus platinum-etoposide in first-line treatment of extensive-stage small-cell lung cancer：3-year overall survival update from CASPIAN[J].ESMO Volume，2022，7：2.

[7]NCBI-WWW Error Blocked Diagnostic.（n.d.）.Retrieved September 7，2022，from https：//clinicaltrials.gov/ct2/show/results/NCT03043872.

[8]Ying Cheng MD，Liang Han MD，Lin Wu，et al.Effect of First-Line Serplulimab vs

Placebo Added to Chemotherapy on Survival in Patients With Extensive-Stage Small Cell Lung Cancer The ASTRUM-005 Randomized Clinical Trial[J].JAMA，2022，328（12）：1223-1232.

病例4 | Ⅲ期非小细胞肺癌的治疗

一、病历摘要

(一)病史简介

患者男性，62岁，因"痰中带血1周"于2019年4月入院。

现病史: 患者入院前1周无明显诱因开始出现咳嗽，咳嗽时伴有痰中带血，后门诊完善检查发现右肺占位，故就诊我院胸外科。

既往史: 患者有长期吸烟史，600支/年。

家族史: 否认家族肿瘤疾病史。

(二)专科查体

体温36.2℃，心率74次/分，呼吸18次/分，血压119/68mmHg。BSA 1.85m²，BMI 24.5，PS 0分，NRS 0分。神志清，气平。锁骨上淋巴结未及明显肿大。双肺呼吸音清，未及明显干、湿啰音，心律齐。腹软，无压痛。双下肢无明显水肿。

(三)辅助检查

入院后完善胸腹部增强CT（2019年4月9日）：右肺中叶及下叶支气管阻塞并中叶及下叶楔形致密影，考虑肺恶性肿瘤合并肺不张可能性。建议支气管镜活检明确。肝脏及其他腹部脏器未见明显占位（病例4图1）。

脑MRI、骨扫描均未见转移病灶。

气管镜报告：右中叶支气管可见管腔黏膜充血，管腔可见新生物阻塞，活检4块。

病理结果：（右肺）结合免疫组化结果，鳞状细胞癌。

完善检查后评估临床分期为$cT_3N_2M_0$，提交胸科MDT讨论会诊后，经意见总结，行手术治疗，待病理后行术后辅助治疗。

二、诊疗经过

结合上述病史、辅助检查，诊断为右肺鳞癌。排除禁忌证后于 2019 年 4 月 18 日全麻下行"胸腔镜下右肺中下叶切除术＋区域淋巴结清扫术＋肺修补术"。术后病理：（右肺中叶及下叶）中分化鳞状细胞癌，伴坏死，大小 6.5cm×5.5cm×2.5cm，未见脏层胸膜侵犯，脉管可见癌栓，支气管切缘肺组织切缘未见癌累及，肺门未检出淋巴结。（第 2R 组淋巴结）淋巴结（1/1）见癌转移，（第 3A 组淋巴结）淋巴结（0/1）未见癌转移，（第 4R 组淋巴结）淋巴结（8/9）见癌转移，（第 7 组淋巴结）淋巴结（0/3）未见癌转移，（第 9R 组淋巴结）淋巴结（0/1）未见癌转移，（第 10R 组淋巴结）淋巴结（0/1）未见癌转移，（第 11R 组淋巴结）淋巴结（0/1）未见癌转移。术后诊断：右肺恶性肿瘤中分化鳞状细胞癌。分期：$pT_3N_2M_0$ Ⅲ B 期。

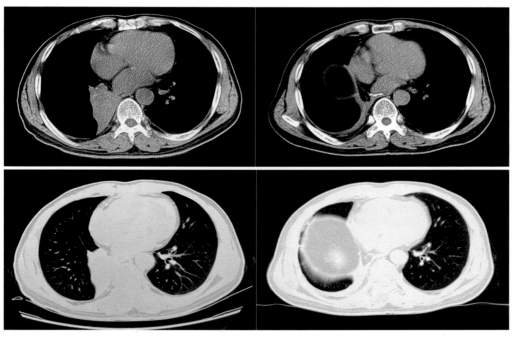

2019年4月9日（术前）　　　　　　2019年4月9日（术后）

病例4图1　手术前后纵隔窗及肺窗对比

术后治疗：术后行 4 周期吉西他滨＋顺铂方案化疗，化疗完成后序贯行放疗，PTV 给量 50Gy/2Gy/25f（病例 4 图 2），后定期复查肿瘤，评估 SD。

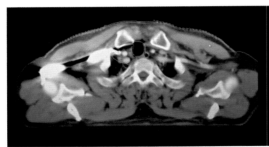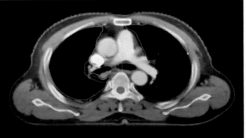

病例4图2　术后靶区勾画图

三、病例讨论

患者在 2019 年 4 月就诊，经过胸科 MDT 讨论后行手术治疗，术后分期与临床分期一致，术后病理提示淋巴结阳性、可见脉管癌栓，术后接受了 4 周期吉西他滨＋顺铂的化疗，序贯行术后辅助放疗，结合当年 2020 年 CSCO 指南，对于 N_2 的术后辅助放疗仍有争议，经过科室讨论后采用了术后辅助放疗，放疗后 2 个月出现了放射性肺炎，经过积极的干预及治疗后好转痊愈。目前定期随访复查，评价稳定，患者生活质量良好。

四、病例点评

肺癌是全球死亡率位居第一的恶性肿瘤，非小细胞肺癌（non-small cell lung cancer，NSCLC）占肺癌的 80% ~ 85%[1]，根据 IASLC/UICC 第 8 版 TNM 分期数据库数据显示，Ⅲb 期患者的 5 年生存率为 26%[2]，早中期的 NSCLC 以手术治疗为首选，术后的防治至关重要，对于预防复发及转移、提高生存率意义重大，辅助化疗时术后标准治疗方案[3]，对于 N_2 的术后患者是否行放疗仍存有争议。本例患者术后进行辅助放疗，疾病控制目前已经达到了近 5 年，这与的欧洲的 LungART[4] 研究结论一致，术后辅助放射治疗（postoperative radiation therapy，PORT）可改善中位 DFS，而我国的 PORT-C[5] 纳入的 N_2 的患者行术后 4 个周期化疗后进行辅助放疗，PORT 未能改善 DFS，结合该患者，经过 4 周期术后辅助化疗后序贯 PORT，目前仍在随访中，整体诊治过程综合使用多学科诊疗模式，称得上比较成功的案例。

（病例提供：吴　戈　新疆医科大学第一附属医院）

（点评专家：张　华　新疆医科大学第一附属医院）

参考文献

[1]Sung H，Ferlay J，Siegel RL，et al．Global cancer statistics 2020：GLOBOCAN estimates of incidence and mortality worldwide for 36 cancers in 185 countries[J]．CA Cancer J Clin，2021，71（3）：209-249．

[2]Goldstraw P，Chansky K，Crowley J，et al．The IASLC lung cancer staging project：proposals for revision of the TNM stage groupings in the forthcoming（eighth）edition of the TNM classification for lung cancer[J].J Thorac Oncol，2016，11（1）：39-51．

[3]中国临床肿瘤学会指南工作委员会．中国临床肿瘤学会（CSCO）非小细胞肺癌诊疗指南2020［M］．北京：人民卫生出版社，2020：58-67．

[4] Le Pechoux C，Pour-El N，Barlesi F，et al．LBA3_PR：An international randomized trial，comparing post -operative conformal radiotherapy（PO R T）to no PORT，in patients with completely resected non-small cell lung cancer（NSCLC）and mediastinal N2 involvement：primary end point analysis of Lung ART（IFCT-0503，UK NCRI，SAKK）NCT00410683[J]．Ann Oncol，2020，31（4S）：S1178．

[5]Hui ZG，Men Y，Hu C，et al．Effect of postoperative radiotherapy for patients with pⅢa-N2 non -small cell lung cancer after com- plete resection and adjuvant chemotherapy：the phase 3 PORT-C randomized clinical trial［J].JAMA Oncol，2021，7（8）：1178-1185．

病例5 | 晚期非小细胞肺癌的治疗

一、病历摘要

（一）病史简介

患者男性，71岁，因"咳嗽、咳痰1年，胸闷5天"于2021年5月入院。

现病史：患者1年前曾因"咳嗽、咳痰"自行口服"抗炎药物"，治疗后好转，未行正规检查及治疗。入院前5天因"胸闷"症状明显就诊急诊，查胸水B超提示：双侧胸腔积液，右侧胸水最深处定位8cm、左侧胸腔3cm。肺部CTA（2021年5月17日）结果：右肺上叶结节，考虑肿瘤。颈根部及纵隔多发肿大淋巴结，考虑转移淋巴结，双肺多发小结节，双侧胸膜增厚。肺部CTA：未见明显肺动脉栓塞。（病例5图1）针对右侧胸水行穿刺引流后胸闷症状明显改善，并完善胸水病理。

既往史：患者吸烟史40年，20支/天左右。

家族史：否认家族肿瘤疾病史。

（二）专科查体

体温36.3℃，心率72次/分，呼吸18次/分，血压105/75mmHg，BSA 1.70m^2，BMI 22.1，PS 1分，NRS 0分。神志清，精神尚可，左侧锁骨上可触及多枚肿大淋巴结，较大者大小约3cm×2cm，质硬、活动度差，其余部位浅表淋巴结未及明显肿大。双肺呼吸音减弱，氧饱和度96%，双肺部叩诊呈实音。右肺下界肩胛下角线：右8肋间，左10肋间，移动度：右4cm，左6cm。双肺底未及明显干、湿啰音，心律齐。腹软，无压痛。双下肢无明显水肿。

（三）辅助检查

入院后PET/CT结果提示：左侧锁骨区、纵隔4L、4R及7区多发结节及肿块，FDG代谢增高，右侧胸膜增厚代谢增高，考虑恶性病变，右肺中叶肺门处肿块代谢增高，考虑恶性病变，建议明确病理。脑部及全身骨未见转移病灶。

气管镜报告：气管与各支气管管腔通畅，黏膜光滑，未见新生物。肺门可见新生物，触之易出血，活检 2 块。

病理结果：（肺门肿物）结合免疫组化结果，考虑低分化腺癌。TTF-1（＋），NapsinA（－）AE1/AE3（＋），Ki-67（70%+），EGFR（－），ALK（－），ROS-1（－），MET（－），PD-L1（SP263）-P（10%+），PD-L1（SP263）-N（－）。

左侧锁骨上淋巴结粗针穿刺活检病理：（左侧锁骨上窝淋巴结）结合 HE 染色及免疫组化符合低分化腺癌癌转移，建议查肺等处。

右侧胸水病理：（右侧胸水）可见异型细胞，考虑腺癌。

二、诊疗经过

结合上述病史、辅助检查，诊断为右肺恶性肿瘤低分化腺癌分期：$cT_4N_3M_{1a}$（双肺）Ⅳa 期。

一线治疗：患者明确诊断后于 2021 年 5 月开始接受化疗联合免疫，具体方案为培美曲塞＋卡铂＋卡瑞利珠单抗注射液进行治疗，针对胸腔积液胸水引流后胸腔灌注重组人血管内皮抑制素（恩度）控制，期间肿瘤评估最佳疗效为 PR（病例 5 图 1）。

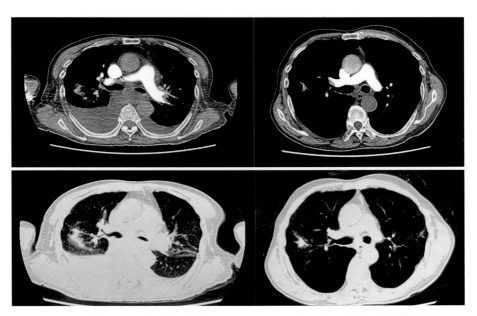

2021 年 5 月 17 日（治疗前）　　　2021 年 7 月 17 日（治疗后）

病例5图1　一线治疗前后纵隔窗及肺窗对比

6 周期化疗联合卡瑞利珠单抗注射液联合治疗后，患者于 2021 年 12 月开始培美曲塞联合卡瑞利珠单抗注射液维持治疗，期间复查评价病情稳定。后因双下肢毛细血管增生症明显，而在培美曲塞联合卡瑞利珠单抗注射液治疗基础上，联合阿帕替尼口服治疗，期间电话随访并在当地医院维持治疗稳定。一线 PFS 达 14.3 个月。

二线治疗：患者 2022 年 7 月 27 日肿瘤评估考虑 PD，肺部病灶缓慢进展，伴随肿瘤相关标志物升高，出现新发肝转移病灶（病例 5 图 2），遂调整方案为：紫杉醇注射液＋卡铂＋贝伐珠单抗注射液。行一周期治疗后因感染新冠未能按期治疗，于 2022 年 11 月继续接受二线原方案治疗，至今评价 PR。肺部病灶稳定，2022 年 12 月 21 日肝脏病灶明显缩小。

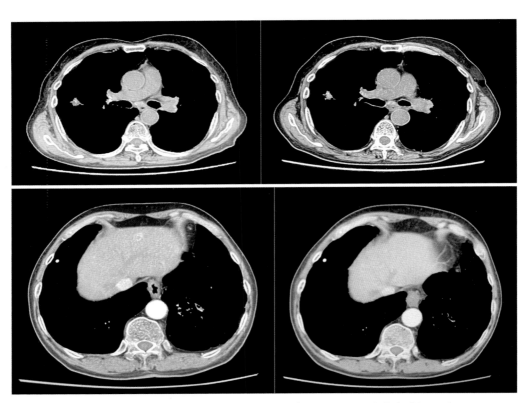

2022 年 7 月 27 日（治疗前）   2022 年 12 月 21 日（治疗后）

病例5图2　二线治疗前后纵隔窗及肺窗对比

三、病例讨论

该患者自 2021 年初诊初治时明确诊断为肺恶性肿瘤晚期，以全身治疗联合局部治疗，针对胸腔积液行局部胸腔引流后局部灌注用药控制，全身治疗使用化疗联合免疫治疗，患者因自身经济问题拒绝帕博利珠单抗的免疫治疗，故选用了卡瑞利珠单抗联合化疗。一线治疗的 PFS 14.3 个月，较 Camel 研究的数据稍长。后进入二线治疗，经历疫情时代的过程后，患者目前仍在持续治疗，胸水未再出现。在病情复发时，患者肺部病灶稳定、新增肝转移情况，提示肿瘤异质性存在。经过二线方案治疗后肝脏病灶明显缩小，疗效评价为 PR，若患者病情持续进展，二次活检后继续进入三线治疗或适当的临床试验入组亦是一种选择。

四、病例点评

肺癌是全球死亡率位居第一的恶性肿瘤，非小细胞肺癌（non-small cell lung cancer，NSCLC）占肺癌的 80%～85%[1]，根据 IASLC/UICC 第 8 版 TNM 分期数据库数据显示，Ⅳ～Ⅳb 期患者的 5 年生存率为 0～10%[2]。随着免疫时代和精准治疗时代的来临，晚期非小细胞肺癌的治疗选择颇多，基于 keynote-189 的研究，帕博利珠单抗联合化疗被批准了的晚期 NSCLC 的一线治疗，后阿替利珠单抗、卡瑞利珠单抗、信迪力单抗、替雷利珠单抗、舒格力单抗也纷纷跻身于联合化疗的一线治疗行列[3～5]。

该患者在一线治疗中结合自身个体化进行了卡瑞利珠单抗联合化疗，取得了不错的治疗效果。在疫情期间继续接受规律治疗，至目前仍在接受治疗的同时仍需考虑参与合适的临床实验、进行多学科讨论。患者在 2022 年新发肝转移时，病灶为单发，放射治疗、介入治疗的适时干预也是不错的治疗方式，目前该患者仍在二线治疗中，疗效评价为 PR，在免疫治疗过程中出现了免疫治疗的相关不良反应，进行了及时的干预控制稳定，这一点也提醒我们，随着免疫治疗的应用越来越广泛，免疫治疗相关不良反应也是非常重要的管理环节，后期的随访复查及全程管理中其他的不良反应及靶向药物用药后不良反应的管理仍然不容忽视。

（病例提供：吴　戈　新疆医科大学第一附属医院）

（点评专家：张　华　新疆医科大学第一附属医院）

参考文献

[1]Sung H，Ferlay J，Siegel RL，et al. Global cancer statistics 2020：GLOBOCAN estimates of incidence and mortality worldwide for 36 cancers in 185 countries[J]. CA Cancer J Clin，2021，71（3）：209-249.

[2]Goldstraw P，Chansky K，Crowley J，et al. The IASLC lung cancer staging project：proposals for revision of the TNM stage groupings in the forthcoming（eighth）edition of the TNM classification for lung cancer[J]，J Thorac Oncol，2016，11（1）：39-51.

[3]Paz-Ares L，Luft A，Vicente D，et al.Pembrolizumab plus Chemotherapy for Squamous Non-Small-Cell Lung Cancer[J].N Engl J Med，2018，379：2040-2051.

[4]West H，McCleod M，Hussein M，et al.Atezolizumab in combination with carboplatin plus nab-paclitaxel chemotherapy compared with chemotherapy alone as first-line treatment for metastatic non-squamous non-small-cell lung cancer（IMpower130）：a multicentre，randomised，open-label，phase 3 trial[J].Lancet Oncol，2019，20：924-937.

[5]Zhou CC，Chen GY，Huang YC，et al.Camrelizumab plus carboplatin and pemetrexed versus chemotherapy alone in chemotherapy-naive patients with advanced non-squamous non-small-cell lung cancer（Camel）：a randomised，open-label，multicentre，phase 3 trial[J].Lancet Respir Med，2021，9：305-314.

病例6 晚期食管癌一线免疫联合化疗

一、病历摘要

（一）病史简介

患者男性，66岁，汉族，因"进行性吞咽困难2个月余"于2023年2月8日入院。

现病史：患者自诉于2个月前无明显诱因出现吞咽困难，食用干食后症状加重，病程中患者有咳嗽，为刺激性干咳，自行服用咽炎药物治疗，具体不详，症状未减轻。后患者进软食也出现梗阻不适，进水后可缓解，遂于2023年2月2日于我院门诊行电子胃镜检查结果示：食管中段距门齿30～35cm可见溃疡新生物环腔生长，管腔狭窄。病理报告示：食管中段鳞状细胞癌。

既往史：患者2022年2月于本院诊断为2型糖尿病，指尖随机血糖最高6.6mmol/L，现使用药物：西格列汀片（捷诺维），每天1次，每次1片，现指尖空腹血糖控制在6.4mmol/L左右。吸烟史40年，约5支/天，已戒烟2年。

家族史：否认家族肿瘤疾病史。

（二）专科查体

体温36.5℃，脉搏85次/分，呼吸15次/分，血压120/80mmHg，体重85kg，NRS 0分，身高170cm，BMI 29，BSA 2m^2，PS 1分。全身浅表淋巴结无触及肿大，胸廓无畸形，胸部局部无隆起或凹陷，无胸骨压痛，无胸骨叩痛。呼吸运动正常，呼吸节律均匀整齐，呼吸频率正常，肋间隙正常，语颤两侧对称，无胸膜摩擦感，无皮下捻发感，双肺叩诊呈清音。肺下界肩胛下角线：右10肋间、左10肋间，移动度：右6cm、左6cm，呼吸音正常，未闻及啰音，未闻及胸膜摩擦音，无呼气延长，语音传导对称。

（三）辅助检查

电子胃镜（20230202）示：食道：食管中段距离门齿 30～35cm 可见溃疡新生物环腔生长，管腔狭窄，活检 3 块，质脆易出血，余柔软，血管纹理清晰，扩张度好。贲门：黏膜光滑，齿状线清晰，距离门齿约 42cm。胃底：黏膜肿胀，黏液湖色清，量中等。胃体：黏膜肿胀充血，胃体黏膜菲薄，色泽潮红，未见溃疡及出血。胃角：弧度存在，黏膜菲薄，蠕动可。胃窦：黏膜粗糙，红白相间，以白为主，余未见出血及溃疡，蠕动尚可，色泽淡红。幽门：呈圆形，打开尚可，黏膜皱襞光滑，色泽淡红，未见出血及溃疡。十二指肠：球部及降部未见异常；诊断：食管中段癌？慢性萎缩性胃炎。

胃镜病理（20230203）示：（食管中段，活检）鳞状细胞癌。

头颅 MRI（20230210）示：①多发腔隙性脑梗死，部分小软化灶形成；②轻度脑白质脱髓鞘；③右侧上颌窦炎。

胸腹盆 CT（20230212）示（病例 6 图 1）：①食管中下段异常，考虑食管癌并纵隔内多发淋巴结转移；②右肾上极占位，考虑恶性肿瘤，原发或转移瘤，请结合临床；③双肺间质性改变；双肺散在慢性炎症；右肺上叶增殖钙化灶；右肺散在小结节，建议随诊；④双侧背侧胸膜增厚；左侧陈旧性结核性胸膜炎；⑤肝右叶肝缘稍低密度灶，建议随诊；⑥胆囊炎；双侧肾上腺结合部饱满；胰头钩突低密度灶，考虑脂肪浸润。

骨 ECT（20230213）示：①T_8 椎体右侧脊肋关节可见骨代谢活跃灶，多考虑良性病变，建议结合 CT 影像；②全身其余诸骨骨代谢未见明显异常征象。

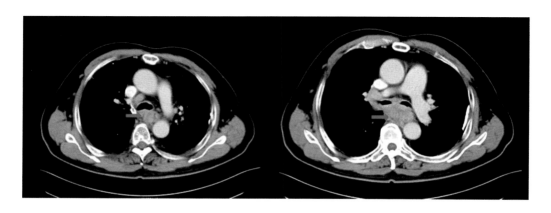

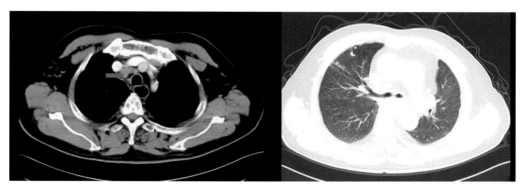

病例6图1　颈胸腹部CT评估疾病基线（2023年2月12日）

二、诊疗经过

结合上述病史、辅助检查，诊断为：中下段食管恶性肿瘤鳞状细胞癌分期：$CT_3N_1M_1$ Ⅳ期 右肾继发恶性肿瘤 纵隔淋巴结继发恶性肿瘤，Ⅱ型糖尿病

一线治疗：患者明确诊断后于2023年2月15日行第一周期免疫联合化疗，具体为：卡瑞利珠单抗200mg ivgtt d1 ＋紫杉醇注射液270mg ivgtt d1 ＋顺铂50mg d1～2，40mg，d3 ivgtt d1，期间给予积极对症处理；后于2023年3月14日继续同前方案第2周期治疗。

2023年4月9日复查病情评估为稳定（SD），治疗上给予加用局部放疗减轻症状。

三、病例讨论

2021年最新癌症数据显示，全球食管癌发病率在全部恶性肿瘤中排名第7，死亡率排名第6，其中东亚地区区域发病率全球最高[1]。食管癌是我国最常见的恶性肿瘤之一，由于早期症状不明显，整体预后不理想。与西方国家不同，我国食管癌以食管鳞状细胞癌为主，占95%以上，且发病位置主要为中上段；而国外以腺癌为主，发病位置主要为下段食管。发病率居高不下，食管癌的治疗也是一大难题。食管癌传统的治疗方法有手术、同步放化疗、全身化疗等，然而患者复发转移率高、5年生存率低，已无法满足食管癌的治疗需求。近年来，免疫治疗的蓬勃发展，为食管癌的治疗开辟了新道路，PD-1抑制剂为晚期食管癌患者带来了更好的生存获益。

谈及食管癌的治疗，首先要分清病理类型，已有大量循证研究表明，食管鳞癌和食管腺癌在临床病理特征、临床实践中均存在差异。即使病理相同，不同地区其治疗方案也不尽相同，比如中国食管鳞癌的一线治疗的化疗方案以紫杉醇和顺铂（TP）为主[2]；其他国家的食管鳞癌一线治疗以氟尿嘧啶类和铂类（FP）为主。我国作为全球食管癌高发的国家之一，发病率占全球的一半，且90%以上的食管癌患者都是食管鳞癌，其化疗方案非常有"中国特色"。

ESCORT-1研究是由中山大学附属肿瘤医院徐瑞华教授担任主要研究者，其中纳入的596例患者全部为中国食管鳞癌患者，使用的方案为卡瑞利珠单抗联合紫杉醇+顺铂（TP）方案，最符合中国食管癌国情。

ESCORT-1研究：卡瑞利珠单抗联合化疗一线OS长达15.3个月，且研究结果表明，与化疗相比，卡瑞利珠单抗联合化疗可显著延长患者的中位OS（mOS，15.3个月 vs 12.0个月，HR = 0.70，95% CI，0.56 ~ 0.88，P = 0.0010），降低30%的死亡风险，同时也显著延长患者的中位PFS（mPFS，6.9个月 vs 5.6个月，HR = 0.56，95% CI，0.46 ~ 0.68，P < 0.0001），降低44%的疾病进展风险。卡瑞利珠单抗联合化疗组患者的客观缓解率更高（ORR，72.1% vs 62.1%），持续缓解时间更长（DoR，7.0个月 vs 4.6个月，HR = 0.34，95% CI为0.14 ~ 0.92）。安全性方面，两组中≥3级治疗相关的不良反应事件发生率相当（63.4% vs 67.7%），其中常见的≥3级治疗相关的不良反应事件是中性粒细胞计数减少（39.9% vs 43.4%）。

四、病例点评

食管癌的高发年龄在50 ~ 60岁，常见的临床表现是进食梗阻，呈进行性加重。在症状早期，部分患者并不重视，等症状加重再去就诊时，多在局部晚期或晚期，有淋巴结转移或肝转移。与欧美国家相比，食管癌在我国较为常见，是我国男性第5大高发肿瘤；并且，欧美国家主要以胃食管结合部腺癌为主，而我国以食管鳞癌为主，占到90%以上，其中河南、内蒙古、东北是高发地区。吸烟、饮酒、饮食习惯（烧烤、热食、亚硝酸盐超标等）等都是食管癌的高危因素。与肺癌、乳腺癌等实体瘤不同，目前为止尚未发现明确的食管癌驱动基因[3]。

针对相对早期的食管癌，以根治性手术切除为主，5年生存率在40%左右。如果有区域淋巴结转移的患者，5年生存率约为25%；如果是晚期患者，5年生存率低于5%。因此，从整体来看，食管癌的预后并不理想。

2018 年，是免疫治疗的元年。免疫治疗在黑色素瘤、肺癌等领域取得了不错的研究结果，相继获批适应证。理论上来说，食管癌的肿瘤突变负荷较高，应当也能从免疫治疗中获益。事实上的确如此，2018 年 ASCO-GI 会议上，帕博丽珠单抗（K 药）的 KEYNOTE-181 研究结果显示，与标准化疗相比，使用免疫单药作为晚期或转移性食管癌的二线治疗方案，患者的无进展生存期（PFS）和 OS 都显著延长。除了 K 药，纳武利尤单抗（O 药）、卡瑞丽珠单抗、信迪利单抗等，都在晚期食管癌的治疗研究中取得了阳性结果。这些结果提示我们，免疫治疗在食管癌治疗中具有令人期盼的应用前景 [4～5]。免疫治疗打破了晚期食管癌的治疗格局。

该患者确诊时已处于肿瘤晚期，伴有远处转移，一线给予免疫联合化疗，2 周期治疗后，局部控制率欠佳，故治疗上给予加用局部放疗姑息减症，充分体现了综合治疗包括放疗、化疗及免疫治疗的重要性。

（病例提供：孙岩娜　新疆医科大学第一附属医院）

（点评专家：张　华　新疆医科大学第一附属医院）

参考文献

[1] Huang J，Xu B，Mo H，et al.Safety，activity，and biomarkers of SHR-1210，an Anti-PD-1 antibody，for patients with advanced esophageal carcinoma[J].Clin Cancer Res，2018，24（6）：1296-1304.

[2]中国临床肿瘤学会指南工作委员会组织编写.中国临床肿瘤学会（CSCO）原发性食管癌诊疗指南（2022版）[M].北京：人民卫生出版社，2022.

[3]宋春涛，于永洋，高振，等.局部晚期食管癌免疫治疗的现状及前景.实用肿瘤杂志，2023，38（2）：195-203.

[4]Dai Huiru，Liu Minling，Li Xueying，Li Tingwei，et al.A case study of combined neoadjuvant chemotherapy and neoadjuvant immunotherapy in resectable locally advanced esophageal cancer.[J]World Journal of Surgical OncologyVolume 20，Issue 1，2022，PP 267-267.

[5]Zhang HD，Liang HG，Tang P，et al.Research progress and challenges of neoadjuvant therapy for esophageal squamous cell carcinoma[J]. 中华胃肠外科杂志Volume 24，Issue 9，2021，PP 836-842.

病例7 HER2阳性型晚期乳腺癌的诊断和治疗

一、病历摘要

(一)病史简介

患者女性,48岁,自由职业。2019年1月因"发现左侧乳腺肿块7个月"就诊。

现病史: 入院后行左侧乳腺肿块穿刺活检,病理示:(左乳肿块、左侧腋窝淋巴结)浸润性乳腺癌。免疫组化:左乳肿块 ER(−),PR(−),Her−2(3+),Ki−67(50%+),AR(3+,80%),P53(2%+),CK5/6(−),P63(−),AE1/AE3(CK)(+),GATA3(+),左侧腋窝淋巴结 ER(−),PR(−),Her−2(3+),Ki−67(50%+)。CT:左乳病变,考虑乳腺癌;左侧锁骨区、左侧胸大、小肌间隙及左腋下多发淋巴结转移。腰椎 MRI:腰2椎体及左侧附件骨低信号,提示骨转移瘤。明确诊断为:左乳浸润性导管癌 $cT_4N_3M_1$ Ⅳ期 Her−2 过表达型;左侧锁骨区、左侧胸大、小肌间隙及左腋下淋巴结转移、腰2锥体转移。病程中,精神好,睡眠好,饮食正常,大小便正常。

既往史: 既往体健。无慢性疾病史。

家族史: 无恶性肿瘤家族史。

(二)专科查体

体温36.5℃,心率84次/分,呼吸21次/分,血压108/66mmHg。BMI 21,BSA $1.48m^2$,KPS 90分。左乳皮肤呈弥漫性橘皮样改变,可触及 8cm×10cm 大小包块,界不清,固定,质硬,无红肿破溃,无压痛;左腋下可触及淋巴结肿大,约 3cm×2cm,固定,质硬,光滑,无压痛;心肺腹未及异常。

（三）辅助检查

五分类血常规：白细胞 $6.21 \times 10^9/L$，血红蛋白 113g/L，血小板 $243 \times 10^9/L$。

血生化：未见异常。

肿瘤标志物（乳腺）：未见异常。

2019 年 1 月 22 日头胸上腹 CT（病例 7 图 1）：左乳病变，考虑为乳腺癌（皮肤较厚处约 1.6cm）；左侧锁骨区、左侧胸大、小肌间隙及左腋下多发淋巴结转移（较大者约 3.1cm×1.5cm）。

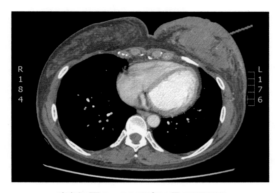

病例7图1　2019年1月22日CT

2019 年 1 月 21 日骨扫描：左后 10 肋、腰 2 椎体血运丰富，代谢旺盛灶（病例 7 图 2）。

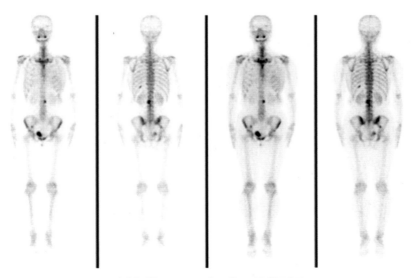

病例7图2　2019年1月22日骨ECT

2019年1月23日腰椎核磁：腰2椎体及左侧附件骨低信号，提示骨转移瘤（病例7图3）。

2019年1月22日穿刺病理：（左乳肿块、左侧腋窝淋巴结）浸润性乳腺癌。免疫组化：左乳肿块：ER（-），PR（-），Her-2（3+），Ki-67（50%+），AR（3+，80%），P53（2%+），CK5/6（-），P63（-），AE1/AE3（CK）（+），GATA3（+）。左侧腋窝淋巴结：ER（-），PR（-），Her-2（3+），Ki-67（50%+）（病例7图4）。

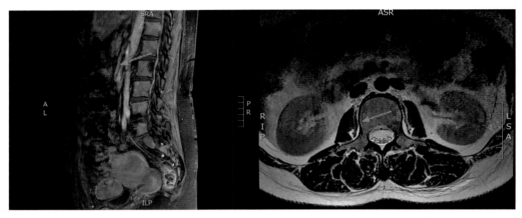

病例7图3　2019年1月23日腰椎MRI

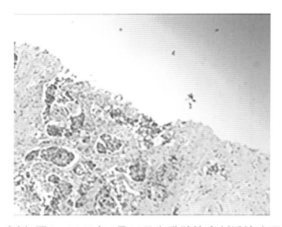

病例7图4　2019年1月22日左乳肿块穿刺活检病理

二、诊疗经过

于2019年1月30日至2019年5月21日行6周期"TH-ACH"方案化疗（赫赛汀首剂8mg/kg，之后6mg/kg d0 ＋多西他赛150mg d1 静脉滴注，共4周期；表柔比星 140mg d1 ＋环磷酰胺 950mg d1，共 2 周期），化疗后出现Ⅰ度消化道反应，Ⅲ度骨髓抑制。复查 B 超提示右腋下淋巴结肿大，行右腋下淋巴结穿刺活检，结果：（右腋下淋巴结穿刺标本）低分化癌，结合免疫组化染色，提示乳腺癌。免疫组化：ER（0），PR（0），Her-2（3+），Ki-67（40%+），AR（0），P53（5%+ 野生型），CK5/6（－），P63（－），AE1/AE3（CK）（＋），GATA3（＋）（病例 7 图 5），提示病情进展。于 2019 年 6 月至 8 月行"吡咯替尼 400mg qd ＋卡培他滨 2000mg bid d1 ~ d14"方案治疗 4 周期，期间 2 个周期后复查 CT，病变明显好转，4 个周期后病变基本稳定（病例 7 图 6）。经多学科讨论后，暂无手术指征，故于 2019 年 9 月至10 月调整为吡咯替尼＋ TX 方案化疗 2 个周期，院外查血常规，出现Ⅲ度骨髓抑制。两周期后复查 CT，病变仍提示稳定。再次多学科讨论后于 2019 年 11 月 11 日行左乳癌减瘤切除术，术后病理：乳腺浸润性导管癌，组织学分级Ⅱ级，肿瘤最大径 4.5cm，脉管内癌栓；乳头派杰氏病，下方可见癌组织；MP 评分 3 级；两处切缘导管上皮不典型增生，另两处切缘及基底未见癌组织。免疫组化：ER（－），PR（－），Her-2（3+），Ki-67（70%+）。根据病情于 2019 年 12 月 11 日、2020 年 1 月 1 日继续给予吡咯替尼＋ TX 方案化疗 2 个周期，后完善 PET-CT 未见右腋下淋巴结有高代谢。于 2020 年 1 月 22 日给予吡咯替尼＋卡培他滨维持治疗，后因疫情影响，一直口服吡咯替尼，但未能按时口服卡培他滨治疗。2020 年 3 月 24 日至 2020 年5 月 2 日行左侧胸壁＋内乳区调强放疗 50Gy/25f，左侧腋窝＋左侧锁骨区＋左侧下颈部调强放疗 60Gy/30f。自 2020 年 5 月口服吡咯替尼治疗至 2020 年 12 月。2020年 12 月 3 日因"发作性意识丧失伴四肢抽搐"就诊。脑 MRI 提示：脑内多发转移瘤；第三脑室及左侧侧脑室内多发结节，提示转移瘤；继发脑积水并间质性脑水肿（病例 7 图 7）。2020 年 12 月 7 日在全麻下行"脑室腔分流术"，后行全脑调强放疗36Gy/18f，颅内转移灶放疗 16Gy/8f，IGRT 每周 3 次（病例 7 图 8）。2021 年 2 月返院复查，病变稳定，期间一直继续吡咯替尼＋卡陪他滨维持治疗。2021 年 9 月复查 CT 显示：左肺上叶新发多发结节，考虑转移瘤，病变进展（病例 7 图 9），故于2021 年 9 月 17 日开始给予维迪西妥单抗治疗 3 周期（每 2 周为 1 周期）。2021 年11 月 2 日患者入院复查 CT，外周病变明显好转（病例 7 图 10），但颅内出现新发病变（病例 7 图 11），继续维迪西妥单抗治疗并加用吡咯替尼 320mg 口服靶向治疗。2021 年 12 月复查 CT 及脑 MRI 病变稳定，继续维迪西妥单抗维持治疗，2022 年

2月11日返院复查头颅MRI提示脑转移进展，同时新发小脑转移，请放疗科会诊后无放疗指征，于2022年2月16日行"维迪西妥单抗＋吡咯替尼＋替莫唑胺"方案靶向联合口服化疗，1个月后患者出现饮水呛咳、无法行走、间断大小便失禁，给予最佳支持治疗，患者于2022年4月离世。

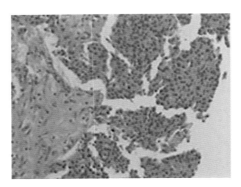

病例7图5　2019年5月28日右侧腋窝淋巴结穿刺活检病理

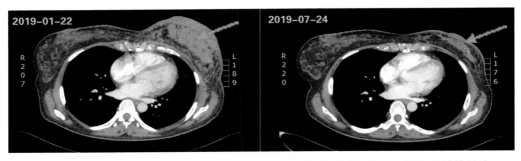

病例7图6　二线吡咯替尼＋卡培他滨化疗前CT及化疗6周期后CT，见左乳肿块缩小

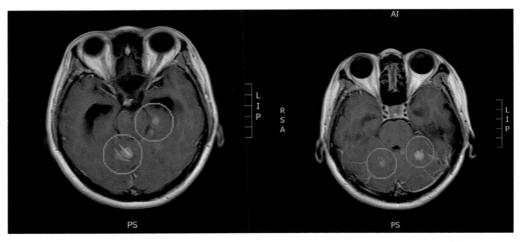

病例7图7　2020年12月5日吡咯替尼＋卡培他滨维持治疗中脑MRI见多发脑转移

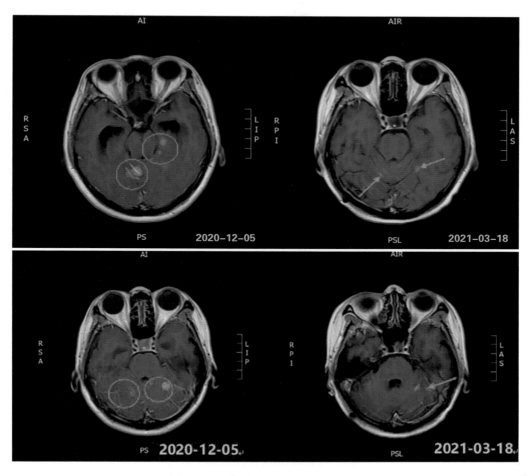

病例7图8　脑转移局部治疗前后比较

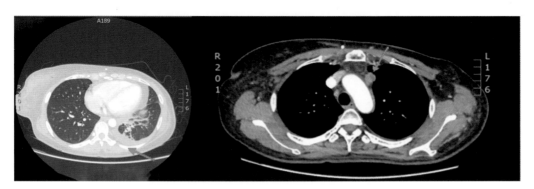

病例7图9　2021年9月14日CT

注：见左肺上叶新发多发结节，考虑转移瘤；左侧胸膜不均匀增厚，考虑胸膜转移瘤。

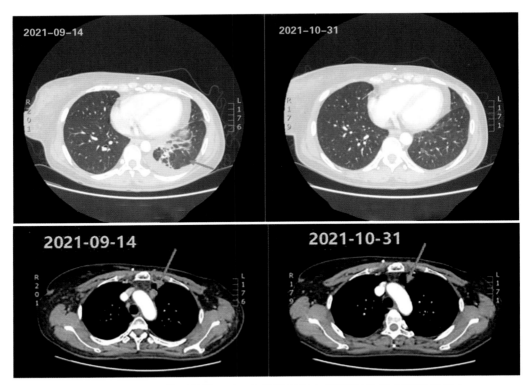

病例7图10　维迪昔妥单抗治疗2个周期后复查CT提示外周病变明显缩小

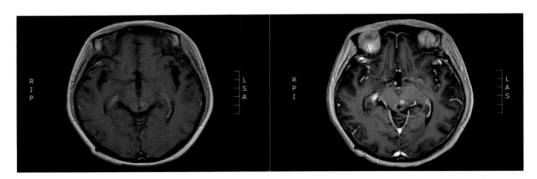

病例7图11　维迪昔妥单抗治疗2周期后复查脑MRI提示脑部病变进展

三、病例讨论

患者中年女性，HER2过表达型乳腺癌，初诊晚期骨转移，一线给予TH序贯ECH的方案，6个周期后，对侧腋窝出现新发病灶，病理证实与原发病灶类型一致，提示病情进展，PFS 5个月。二线给予吡咯替尼联合卡培他滨＋／—多西他赛治疗，辅以乳腺减瘤术及局部放疗，外周病变缩小控制较好，PFS 18个月。后出现颅脑转移，局部手术及放疗，继续吡咯替尼＋卡培他滨维持治疗，该方案持续治疗长达 27 个月。2021 年 9 月病情再次进展后，三线给予 ADC 类维迪昔妥单抗治疗 1 个月，颅脑病变再次进展，联合吡咯替尼＋替莫唑胺治疗 4 个月，病情全面进展，OS 39 个月。

1. 治疗方案选择   患者的疾病特点为 HR−、HER2 过表达型乳腺癌，初诊晚期骨转移，根据 2019 年 CSCO 乳腺癌诊疗指南，多西他赛＋卡培他滨＋曲妥珠单抗为一线 I 级推荐，"多西他赛＋曲妥珠单抗＋帕妥珠单抗"的双靶方案也是一线的 II 级推荐。M77001 研究 [1] 显示曲妥珠单抗单靶联合紫衫相比于安慰剂联合紫衫，能显著提高患者的 PFS 和 OS，但入组人群 64% 以上接受过蒽环类药物治疗，71% 的患者接受过辅助阶段的化疗。但该患者为初诊晚期，未经辅助治疗，既往没有使用过蒽环类药物，而当时帕妥珠单抗不可及，患者中年，心肺功能良好，无基础心血管疾病，为达到迅速缩瘤的效果，根据 H0648g 研究 [2]，含有蒽环和环磷酰胺的方案联合曲妥珠单抗相比紫衫单药联合曲妥珠单抗有更长的 PFS，故选择含蒽环类方案，给予了抗 HER2 的靶向治疗与蒽环联合的个体化治疗。

2. 疗效评估   患者 HT 序贯 ECH 一线治疗 6 个周期后，乳腺原发灶有所缩小，但对侧腋窝出现新发病灶，与原发灶类型相同，总体评估病情进展，PFS 5 个月，考虑为曲妥珠单抗原发耐药，曲妥珠单抗治疗失败。

3. 曲妥珠单抗治疗失败之后的治疗选择   虽然 EMILIA 研究 [3] 显示，T−DM1 对比拉帕替尼＋卡培他滨能显著提高患者 PFS 和 OS，2019 NCCN 乳腺癌诊治指南将其作为 HER2 阳性晚期乳腺癌的标准二线治疗进行推荐，但当时在我国尚不可及。根据 2019 年 CSCO 指南，对于曲妥珠治疗失败的二线治疗推荐拉帕替尼＋卡培他滨，新增吡咯替尼＋卡培他滨的二线推荐。吡咯替尼＋卡培他滨对比拉帕替尼＋卡培他滨的 II 期研究 [4] 结果显示，吡咯替尼能显著延长患者的中位 PFS（18.1 个月对比 7.0 个月），降低 64% 的疾病进展风险，总体客观缓解率（ORR）达到 78.5%（拉帕替尼组 ORR 57.1%）。故二线给予吡咯替尼＋卡培他滨的治疗。该患者以吡咯替尼为基础的抗 HER2 治疗 PFS 长达 18 个月，与上述研究结果一致。

患者之后出现脑转移，但外周病变稳定或好转。针对 HER2 阳性型脑转移，曲妥珠单抗、帕托珠单抗这些大分子靶向药物穿透能力有限，也只能在稳定型脑转移有一定效果；而小分子 TKI 类药物，如拉帕提尼、吡咯替尼等确实能够通过血脑屏障，但对于活动性脑转移，治疗效果仍然有限。神经外科手术切除术、放疗科立体定向放射手术（SRS）和全脑放射治疗（WBRT）是目前乳腺癌脑转移患者的局部标准治疗方法，或是这些疗法的组合。因此，患者在继续以吡咯替尼为基础的抗HER2治疗情况下，采用了脑局部的外科治疗和放疗。PERMEATE 研究[5] 纳入了未经放疗的脑转移（队列 A）或放疗后脑转移进展的人群（队列 B），给予吡咯替尼＋卡培他滨的客观缓解率分别为 74.6% 和 42.1%。因此，患者在外周病变稳定，而出现有症状的脑转移时，给予了局部手术＋放疗的干预，同时继续吡咯替尼＋卡培他滨维持治疗，患者吡咯替尼的治疗长达 27 个月，给患者带来了超长的治疗获益。

患者 2021 年 9 月疾病再次进展，外周病变增大，DESTINY-Breast01 研究[6] 显示，在中位经过 6 线治疗的人群中，使用 DS-8201（ADC 类），mPFS 可长达 16.4 个月。后续 DESTINY-Breast02 的研究再一次验证了 DESTINY-Breast01 的结果，相比 TDM-1，DS-8201 更加具有后线治疗的优势。但 DS-8201 不可及，至今尚未在国内上市。RC-48 也是 ADC 类药物之一，具有可裂解的链接子，发挥 ADCC 效应同时具有"旁观者效应"，2021 年 ASCO 大会公布了 RC-48 在接受 3 线以后治疗人群中的结果，ORR 为 42.9%，mPFS 为 5.7 个月。因此，三线给予该患者 RC-48 的治疗，仅仅治疗 1 个月，患者外周病变疗效达 PR，但是由于大分子单抗透过血脑屏障困难，患者脑转移病灶再次进展。HER2CLIMB 研究[7] 提示大分子单克隆抗体联合小分子 TKI 在脑转移人群中显示出治疗的获益，故四线在 RC-48 基础上又联合了吡咯替尼。由于患者脑部病灶短期内进展，不适宜再次颅脑放疗，故根据 2021 年 CSCO 乳腺癌指南，给予能透过血脑屏障的替莫唑胺药物，PFS 5 个月。

4. 预后　患者初诊晚期，晚期乳腺癌总体生存时间短，一旦出现脑转移，中位总生存为 10 个月[8]，预后很差。该患者经过 4 线以抗 HER2 为主的治疗，使总生存达到 39 个月。

四、病例点评

晚期乳腺癌不可治愈，治疗目标为：最大程度的缓解症状，优先选择毒性较小的方案，以提高生活质量和延长患者生存期。应尽可能在决定治疗方案前对复发或转移部位进行活检，以明确诊断和重新评估肿瘤的 ER、PR 和 HER2 状态。

HER2 过表达型乳腺癌占所有乳腺癌的 15% ~ 20%[9]，进展期或晚期 HER2 过表达型乳腺癌 3 年和 5 年的中位总生存率约为 25%[10]。CLEOPATRA 研究[11] 显示，曲妥珠联合帕妥珠单抗的双靶治疗用于一线，可以显著提高患者的 PFS 和 OS，奠定了其 HER2 阳性晚期乳腺癌一线治疗的标准地位。徐兵河院士牵头的 PHILA 研究（一项比较吡咯替尼联合曲妥珠单抗联合多西他赛的双重抗 HER2 方案与安慰剂联合曲妥珠单抗联合多西他赛相比在未经治疗的 HER2 ＋转移性乳腺癌中的疗效和安全性）在 2022 年 ESMO 大会上进行了报道，显示与 HT 对比，吡咯替尼＋ HT 显著延长 HER2 阳性转移性乳腺癌患者的 PFS。因此，2023 年 4 月在北京召开的 2023 年 CSCO 指南发布大会上，将吡咯替尼联合曲妥珠单抗＋多西他赛作为一线治疗的推荐。

2022 年的 CSCO 乳腺癌诊疗指南中对曲妥珠单抗敏感性进行了定义：既往未曾使用过；新辅助治疗有效；新辅助治疗结束 1 年以后复发，解救治疗有效后停药，被认为是曲妥珠单抗敏感人群，对于新辅助 / 辅助治疗过程中或停药＜ 12 个月内疾病进展或复发转移、晚期阶段曲妥珠单抗治疗在首次进行疗效评价时就发生进展，被认为是曲妥珠耐药。对于曲妥珠耐药或治疗失败人群，吡咯替尼联合卡培他滨是 2019 年 CSCO 乳腺癌指南推荐的二线可选方案，而此后 DB-03 研究结果[9] 奠定了德曲妥珠单抗二线治疗的地位，2023 年 2 版的 NCCN 乳腺癌指南已将德曲妥珠单抗（DS-8201）作为二线治疗的标准进行优先推荐。

对于三线治疗，基于图卡替尼在中枢神经系统（CNS）转移人群中的治疗优势，2023 版 NCCN 乳腺癌指南将图卡替尼联合曲妥珠单抗＋卡培他滨作为三线优先推荐，证据等级高于 TDM-1。

HER-2 阳性晚期乳腺癌容易发生脑转移，在抗 HER2 治疗过程中如果出现脑转移，颅外病灶未进展，经有效的脑转移局部治疗后，应继续抗 HER2 靶向治疗，可考虑继续使用原靶向治疗方案，或更换为 TKI 药物。但乳腺癌脑转移药物治疗效果并不理想，HER2 阳性乳腺癌脑转移的中位总生存只有 10 个月。

该患者经规范的贯穿始终的抗 HER2 治疗，使晚期疾病的总生存达到 39 个月，使脑转移疾病的 OS 延长至 17 个月，给患者带来了最大程度的临床获益。

（病例提供：刘　炜　赵振慧　新疆医科大学附属肿瘤医院）

（点评专家：赵　兵　新疆医科大学附属肿瘤医院）

参考文献

[1]Marty M，Cognetti F，Maraninchi D，et al.Randomized phase Ⅱ trial of the efficacy and safety of trastuzumab combined with docetaxel in patients with human epidermal growth factor receptor 2-positive metastatic breast cancer administered as first-line treatment：the M77001 study group[J].J Clin Oncol，2005，23（19）：4265-4274.

[2]Slamon DJ，Leyland-Jones B，Shak S，et al.Use of chemotherapy plus a monoclonal antibody against HER2 for metastatic breast cancer that overexpresses HER2.N Engl J Med[J]，2001，344（11）：783-792.

[3]Verma S，Miles D，Gianni L，et al.Trastuzumab emtansine for HER2-positive advanced breast cancer.N Engl J Med[J]，2012，367（19）：1783-1791.

[4]Ma F，Ouyang Q，Li W，et al.Pyrotinib or Lapatinib Combined With Capecitabine in HER2-Positive Metastatic Breast Cancer With Prior Taxanes，Anthracyclines，and/or Trastuzumab：A Randomized，Phase Ⅱ Study[J].J Clin Oncol，2019，37（29）：2610-2619.

[5]Yan M，Ouyang Q，Sun T，et al.Pyrotinib plus capecitabine for patients with human epidermal growth factor receptor 2-positive breast cancer and brain metastases（PERMEATE）：a multicentre，single-arm，two-cohort，phase 2 trial[J].Lancet Oncol，2022，23（3）：353-361.

[6]Modi S，Saura C，Yamashita T，et al.Trastuzumab Deruxtecan in Previously Treated HER2-Positive Breast Cancer[J].N Engl J Med，2020，382（7）：610-621.

[7]Murthy RK，Loi S，Okines A，et al.Tucatinib，Trastuzumab，and Capecitabine for HER2-Positive Metastatic Breast Cancer.N Engl J Med，2020，382（7）：597-609.

[8]Darlix A，Louvel G，Fraisse J，et al.Impact of breast cancer molecular subtypes on the incidence，kinetics and prognosis of central nervous system metastases in a large multicentre real-life cohort[J].Br J Cancer，2019，121（12）：991-1000.

[9]Hurvitz SA，Hegg R，Chung WP，et al.Trastuzumab deruxtecan versus trastuzumab emtansine in patients with HER2-positive metastatic breast cancer：updated results from DESTINY-Breast03，a randomised，open-label，phase 3 trial[J].Lancet，2023，401（10371）：105-117.

[10]Cardoso F，Paluch-Shimon S，Senkus E，et al.5th ESO-ESMO international consensus guidelines for advanced breast cancer（ABC 5）[J].Ann Oncol，2020，31（12）：1623-1649.

[11]Swain SM，Miles D，Kim SB，et al.Pertuzumab，trastuzumab，and docetaxel for HER2-positive metastatic breast cancer（CLEOPATRA）：end-of-study results from a double-blind，randomised，placebo-controlled，phase 3 study[J].Lancet Oncol，2020，21（4）：519-530.

病例8

HR阳性型晚期乳腺癌的诊断和治疗

一、病历摘要

（一）病史简介

患者女性，50岁，大学文化，医务工作者。

现病史：2008年4月诊断为左乳癌，在当地医院行左乳改良根治术，病理示：（左乳肿块）浸润性乳腺癌，组织学Ⅰ级，5分，肿瘤2cm×1.8cm×1.5cm大小，无淋巴结转移。免疫组化：ER（±），PR（++），Her-2（3+），Ki-67（-），切片经我院会诊显示：ER（++），PR（+），Her-2（-），Ki-67（-）。在当地医院行CAF方案化疗6周期（CTX 0.8g，d1 + THP 70mg，d1 + 5-Fu 2.5g），化疗后他莫昔芬内分泌治疗5年余。2017年10月，患者自觉胸闷气憋，呼吸困难，当地医院行CT检查提示胸膜增厚，左侧胸腔大量积液，肝脏多发结节，考虑转移可能。行胸水穿刺引流，血性胸水中查见癌细胞。病程中，精神好，睡眠好，饮食正常，大小便正常。

既往史：既往体健。无慢性疾病史。

家族史：无恶性肿瘤家族史。

（二）专科查体

体温36.5℃，心率84次/分，呼吸21次/分，血压110/70mmHg。BMI 23，BSA 1.67m^2，KPS 90分。左乳阙如，呈术后改变，胸壁及对侧乳腺未及异常，腋窝颈部未及肿大淋巴结。左肺呼吸音减低，未及干湿啰音，右肺呼吸音清晰。

（三）辅助检查

五分类血常规：白细胞6.01×10^9/L，血红蛋白109g/L，血小板267×10^9/L。

血生化：未见异常。

肿瘤标志物（乳腺）：CA153 55.20U/ml ↑，CA125 71.5U/ml ↑。

二、诊疗经过

于 2017 年 11 月初就诊我院，行 CT 检查显示：两肺多发结节，考虑转移瘤；左侧胸膜斑块状增厚，提示胸膜转移；肝脏多发转移瘤（病例 8 图 1）；行骨 ECT 检查提示全身多发骨转移（病例 8 图 2）。行超声引导下肝脏肿物穿刺活检，病理示：肝组织中可见癌浸润，结合免疫组化染色结果及乳腺癌病史，符合乳腺癌转移。免疫组化：ER（2+，90%），PR（3+，80%），Her-2（2+），Ki-67（+，40%），P53（散 +），CK5/6（-），AR（1+，70%），AE1/AE3（+），GATA3（+），Hepar-1（肝细胞）（-），CD56（-），Arginase-1（-）。进一步行 FISH 检测，HER-2 基因未观测到扩增。明确诊断为：左乳癌术后双肺、左侧胸膜、肝、多发骨转移 $pT_2N_0M_1$ Ⅳ期 LuminalB 型。于 2017 年 11 月中旬至 2018 年 3 月底行 TX 方案化疗 7 周期（多西他赛 120mg，d1 + 卡培他滨：早 2000mg、晚 1500mg 口服 d1 ~ d14），同时唑来膦酸控制骨不良事件治疗。化疗后出现Ⅱ度骨髓抑制，未见明显消化道反应。每两周期复查 CT 动态观察，疗效评价为 SD（病例 8 图 3）。后行肝转移瘤射频治疗。于 2018 年 4 月开始行亮丙瑞林 + 氟维司群内分泌维持治疗至 2021 年 5 月。期间定期复查病情稳定。2021 年 5 月患者入院复查，行 CT 检查提示：肝脏病变进展（病例 8 图 4），骨转移较前增多。再次行肝脏肿物穿刺活检（病例 8 图 5），免疫组化

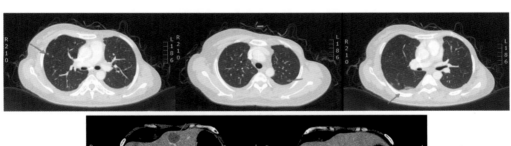

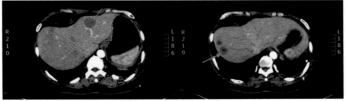

病例 8 图 1　2017 年 11 月 3 日 CT 见两肺及左侧胸膜、肝多发转移

示：ER（90%，3+），PR（85%，3+），Her-2（1+），Ki-67（40%+），AR（95%+强），P53（-），CK5/6（-），P63（-），Syn（-），AE1/AE3（CK）（+），GATA3（+），E-cadherin（+）。给予患者阿贝西利联合氟维司群＋OFS内分泌治疗，同时更换为地舒单抗控制骨不良事件治疗，病情逐渐得到控制和好转，一直持续治疗至今，病情稳定。

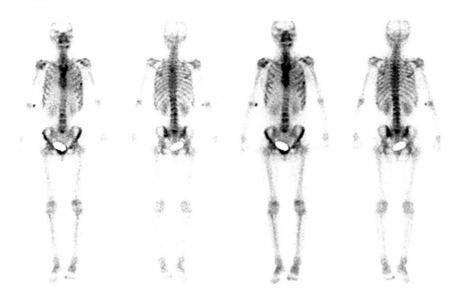

病例8图2　2017年11月6日骨ECT显示多发骨转移

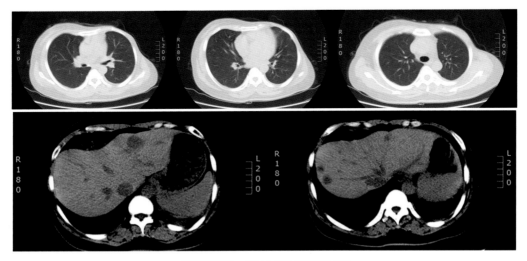

病例8图3　2018年3月23日CT

注：两肺、胸膜、肝多发转移灶同治疗前变化不大，疗效评价为SD。

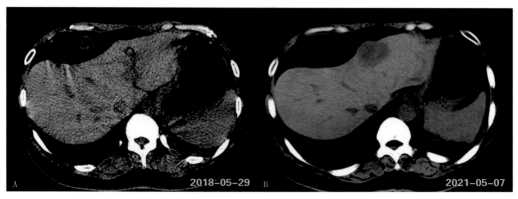

病例8图4　A为介入术后，B为氟维司群＋亮丙瑞林内分泌维持治疗3年后肝脏病变进展

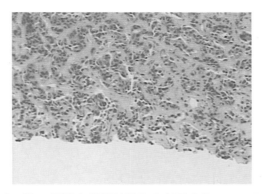

病例8图5　2021年5月10日再次行肝脏肿物穿刺证实为Luminal。B型乳腺癌转移

三、病例讨论

患者中年女性，Luminal B 型乳腺癌，术后给予 CAF 方案化疗 6 个周期，TAM 内分泌治疗满 5 年，DFS 9 年。首次出现转移时胸闷气短、胸水为主，首次复发转移部位为肺、胸膜、肝、骨。给予一线 TX 方案治疗 7 个周期，胸水消失、症状缓解，但肝脏和肺部病变稳定，未见明显缩小，考虑患者肝脏病灶对化疗敏感性不高，转移灶数目不多，为巩固强化治疗，又行局部介入治疗，后转换为氟维司群＋OFS 内分泌维持治疗。PFS 长达 37 个月。病情再次进展后，二线在原有氟维司群＋ OFS 基础上加用 CDK 4/6 抑制剂，患者 PFS 持续获益中，目前该方案已维持近 24 个月。病变持续稳定，患者获得长期存活。

1. 治疗方案选择　患者的疾病特点为 HR 阳性乳腺癌，他莫昔芬内分泌治疗满 5 年，停药 4 年后才出现内脏和骨的转移。2017 年的晚期乳腺癌国际共识指南

（ABC4）[1]指出，对于 HR+、HER2- 的晚期乳腺癌一线优先选择内分泌治疗，即使是有内脏转移，除非出现内脏危象。2017 年 CDK4/ 抑制剂尚未上市，仅有氟维司群可及。而中国抗癌协会乳腺癌诊治指南与规范（2017 版）[2]指出，对于有明显临床症状的内脏转移可以优先选择化疗。因此，根据 CSCO 乳腺癌诊疗指南（2017版），一线给予以紫衫为基础的 TX 方案。化疗确实明显地改善了患者的症状，TX方案化疗后，患者胸水消失，至今未再出现。然而，对于病灶的缩小的效果却并不理想，疗效评价为稳定。

在 2017 年 ESMO 专家共识中 78% 的专家认为，对于肿瘤负荷较低、可行局部治疗的病灶可以考虑局部治疗，以达到最佳缓解的状态。介入治疗无论是在肝原发恶性肿瘤中还是肝脏转移病灶中（转移灶数目不超过 5 个）都具有一定的治疗优势。因此，在一线化疗肝脏病灶缩小不明显的情况下，给予局部介入治疗以巩固强化治疗。

经过 6 ~ 8 个周期化疗后，疾病得到控制并稳定的情况下，如果患者毒性反应不大，耐受可，根据治疗原则，可以选择其中一种治疗药物进行长期维持治疗。但患者不能忍受化疗带来的手足综合征和消化道反应。考虑患者 ER、PR 表达阳性率较高，故给予序贯内分泌的维持治疗。III 期的 FALCON 研究 [3]证实，晚期阶段未经内分泌治疗的患者，氟维司群较三代 AI 显著延长了无疾病进展时间。后续中山大学肿瘤医院王树森教授团队发表的 FANCY 研究 [4]显示，在一线化疗后达到客观缓解或疾病控制的患者中，氟维司群 500mg 维持治疗的 CBR 为 76%，中位 PFS 为16.1 个月。对于一线化疗后无疾病进展的 ER 阳性 /HER2 阴性晚期乳腺癌患者，氟维司群是一种有前景的内分泌维持治疗策略。患者一线化疗后序贯氟维司群内分泌治疗 PFS 长达 37 个月。

2. 一线治疗失败后的治疗　考虑患者疾病进展缓慢，稳定期较长，再次出现疾病进展后，仍然没有内脏危象，为无症状的疾病进展；患者属于内分泌敏感人群，ER、PR 表达率较高，仍然适合继续内分泌治疗。而内分泌治疗相比化疗能带来更多的生存获益和更低的毒性 [5]，使患者达到最佳的 QOL[6]，适合长期使用。对于一线氟维司群治疗失败的患者，MONARCH2 研究 [7]显示，阿贝西利联合氟维司群相比氟维司群单药，能显著改善 PFS，且对内脏转移具有一定优势。PALOMA3研究 [8]显示，即使是内分泌耐药的患者，哌柏西利联合氟维司群相比氟维司群单药仍能显著改善 PFS。因此，二线治疗在原有氟维司群基础上加入了阿贝西利的靶向治疗。患者自 2021 年 5 月更换为阿贝西利＋氟维司群＋OFS 以来，病情保持长期稳定，至今已 23 个月。

　　针对患者骨转移，根据中国抗癌协会乳腺癌诊治指南与规范（2017 版），需给予骨改良药物治疗以缓解骨痛、治疗和预防骨相关不良事件。在唑来膦酸治疗 3 年后，患者病情进展，骨转移病变也进展，Study-136 研究[9] 表明，地舒单抗较唑来膦酸能显著降低骨 SRE 的发生风险，在经唑来膦酸治疗后骨转移疾病进展的情况下，转换为地舒单抗，相比于继续使用唑来膦酸，地舒单抗仍然能进一步显著降低 SRE 的发生风险[10]。

四、病例点评

　　晚期乳腺癌不可治愈，治疗目标为：最大程度地缓解症状，优先选择毒性较小的方案，以提高生活质量和延长患者生存期。应尽可能在决定治疗方案前对复发或转移部位进行活检，以明确诊断和重新评估肿瘤的 ER、PR 和 HER2 状态。

　　激素受体阳性的乳腺癌占所有乳腺癌的 70%[11]，是预后相对较好的类型，患者自然生存时间相对较长。该类型的乳腺癌容易发生骨转移。该患者在术后 9 年后出现肺胸膜、骨、肝的转移，而一旦发生肝转移，预后较差。目前对于 HR 阳性 HER2 阴性的晚期乳腺癌治疗进展是：一线首选以 CDK4/6 抑制剂为基础的内分泌治疗。而已上市并可及的 CDK4/6 抑制剂有：哌柏西利、阿贝西利、瑞博西利、达尔西利。应针对每一种 CDK4/6 抑制剂的作用特点、毒性反应、适宜人群及治疗药物的成本效益比，选择一种最适合患者的药物。患者尚未绝经，MONALEESA-7[12] 研究显示对于绝经前患者，瑞博西利能够给患者带来 PFS 及 OS 的显著延长。而 2022 年 12 月在圣安东尼奥召开的乳腺癌大会（SABCS）上报道的 Right Choice 研究显示，针对绝经前乳腺癌，即便存在内脏危象，以瑞博西利为基础的内分泌相比于化疗能够带来显著的 PFS 的获益。再一次奠定了 CDK4/6 抑制剂为基础的内分泌一线治疗的地位。遗憾的是，在当时，CDK4/6 抑制剂在中国不可及。

　　晚期患者的化疗可以是单药化疗也可以是联合化疗，但与单药化疗相比，联合化疗通常有更高的客观缓解率和无疾病进展时间，然而联合化疗的毒性较大，因此，对于仅需要快速缩瘤或迅速缓解症状的患者才选择联合化疗。

乳腺癌肝转移局部治疗的前瞻性随机对照临床研究数据有限[13]。局部治疗可选择性应用于体力状态良好、肝脏累及少、无肝外病变、经全身治疗病情稳定的患者。目前，尚无数据支持最佳治疗方式，可选择的方式有肝脏介入治疗（栓塞、消融等）、转移灶切除术、SRT 等。骨转移一经确诊，均应给予骨改良药物治疗，即使是乳腺癌疾病进展而更换了全身抗肿瘤方案后，骨改良药物仍应继续使用。

该患者属于内分泌治疗敏感人群，治疗紧跟时代的脚步，规范而丰富，使得肝转移疾病能够长期稳定存活，目前患者自发生转移至今已有 65 个月，仍然具有良好的生活质量。惠民的国家医保政策及不断更新换代的优良的治疗药物，特别是以 CDk 4/6 抑制剂为基础的内分泌治疗，提高了患者的依从性，使患者获得了无症状的稳定存活，达到最佳 QOL。

（病例提供：刘　炜　李　研　新疆医科大学附属肿瘤医院）

（点评专家：赵　兵　新疆医科大学附属肿瘤医院）

参考文献

[1]Cardoso F，Senkus E，Costa A，et al.4th ESO-ESMO International Consensus Guidelines for Advanced Breast Cancer（ABC 4）[J].Ann Oncol，2018，29（8）：1634-1657.

[2]中国抗癌协会乳腺癌专业委员会.中国抗癌协会乳腺癌诊治指南与规范（2017年版）[J].中国癌症杂志，2017，27（9）：695-759.DOI：10.19401/j.cnki.1007-3639.2017.09.004.

[3]Robertson JFR，Bondarenko IM，Trishkina E，et al.Fulvestrant 500 mg versus anastrozole 1 mg for hormone receptor-positive advanced breast cancer（FALCON）：an international，randomised，double-blind，phase 3 trial[J].Lancet，2016，388（10063）：2997-3005.

[4]Xu F，Zheng Q，Xia W，et al.A Phase Ⅱ Study of Fulvestrant 500 mg as Maintenance Therapy in Hormone Receptor-Positive，Human Epidermal Growth Factor Receptor 2-Negative Patients with Advanced Breast Cancer After First-Line Chemotherapy[J].Oncologist，2021，26（5）：742-748.

[5]Simon J，Chaix M，Billa O，et al.Survival in patients with HR+/HER2- metastatic

breast cancer treated with initial endocrine therapy versus initial chemotherapy.A French population-based study[J].Br J Cancer, 2020, 123（7）: 1071-1077.

[6]Harbeck N, Iyer S, Turner N, et al.Quality of life with palbociclib plus fulvestrant in previously treated hormone receptor-positive, HER2-negative metastatic breast cancer: patient-reported outcomes from the PALOMA-3 trial[J].Ann Oncol, 2016, 27 （6）: 1047-1054.

[7]Sledge GW, Toi M, Neven P, et al.The Effect of Abemaciclib Plus Fulvestrant on Overall Survival in Hormone Receptor-Positive, ERBB2-Negative Breast Cancer That Progressed on Endocrine Therapy-MONARCH 2: A Randomized Clinical Trial[J].JAMA Oncol, 2020, 6（1）: 116-124.

[8]Turner NC, Slamon DJ, Ro J, et al.Overall Survival with Palbociclib and Fulvestrant in Advanced Breast Cancer[J].N Engl J Med, 2018, 379（20）: 1926-1936.

[9]Stopeck AT, Lipton A, Body JJ, et al.Denosumab compared with zoledronic acid for the treatment of bone metastases in patients with advanced breast cancer: a randomized, double-blind study[J].J Clin Oncol, 2010, 28（35）: 5132-5139.

[10]Mjelstad A, Zakariasson G, Valachis A.Optimizing antiresorptive treatment in patients with bone metastases: time to initiation, switching strategies, and treatment duration[J].Support Care Cancer, 2019, 27（10）: 3859-3867.

[11]Johnston SRD, Toi M, O'Shaughnessy J, et al.Abemaciclib plus endocrine therapy for hormone receptor-positive, HER2-negative, node-positive, high-risk early breast cancer（monarchE）: results from a preplanned interim analysis of a randomised, open-label, phase 3 trial[J].Lancet Oncol, 2023, 24（1）: 77-90.

[12]Im SA, Lu YS, Bardia A, et al.Overall Survival with Ribociclib plus Endocrine Therapy in Breast Cancer[J].N Engl J Med, 2019, 381（4）: 307-316.

[13]河南省肿瘤医院乳腺癌诊疗共识专家团队.河南省肿瘤医院晚期乳腺癌诊疗专家共识[J].中华肿瘤防治杂志, 2019, 26（24）: 1846-1854.DOI: 10.16073/j.cnki.cjcpt.2019.24.05.

病例9 | 难治三阴性晚期乳腺癌的诊断和治疗

一、病历摘要

（一）病史简介

患者女性，38岁，公司职员。2019年12月因"发现右乳肿块并进行性增大6个月"就诊。

现病史：患者2019年6月时无意间触摸到右乳外上象限近腋中线处一大小约3cm×2cm包块，无痛，质硬，固定，未在意，未行诊治。此后自觉包块逐渐增大，达到12cm×9cm大小前来就诊。病程中，精神好，睡眠好，饮食正常，大小便正常。无体重减轻。

既往史：既往体健，无慢性疾病史。

家族史：无恶性肿瘤家族史。

（二）专科查体

体温36.5℃，心率84次/分，呼吸21次/分，血压120/74mmHg。BMI 21，BSA 1.67m^2，KPS 90分。右乳外上象限近腋中线处可触及一大小约12cm×10cm肿块，质硬，固定，界欠清，表面皮肤无红肿、破溃。

（三）辅助检查

五分类血常规、生化未见异常。

2019年12月9日肿抗（乳腺）：CA153 47.5U/ml ↑，CA125 67.1U/ml ↑。

2019年12月6日B超：右乳皮下软组织水肿并右乳巨大混合性肿物（BI-RADS：4c类，提示乳腺癌可能）；右乳内多发实性结节；右腋下软组织内实性结节（提示：M可能）。

二、诊疗经过

入院后行 CT 检查显示：右侧腋窝多发结节，考虑恶性肿瘤：①转移瘤；②右侧腋窝间叶组织来源肿瘤并淋巴结转移。右乳多发结节，考虑：①乳癌并转移瘤；②转移瘤，右乳皮肤受侵（病例 9 图 1）。进一步行右乳肿块穿刺活检，病理示：（右乳肿块）浸润性导管癌，组织学Ⅲ级。免疫组化：ER（－），PR（－），Her-2（0），Ki-67（＋，60%），AR（－）。完善 BRCA 1/2 基因无突变。明确诊断为：右乳浸润性导管癌 $cT_4N_xM_0$ Ⅲ期 三阴性。2019 年 12 月至 2020 年 2 月行三周期 TAC 方案化疗（多西他赛 130mg d1 ＋表柔比星 130md d1 ＋环磷酰胺 900mg d1）。2020 年 3 月复查 B 超显示乳腺肿块较前增大、淋巴结较前增大；CT 显示病变较前略增大（病例 9 图 2）。疗效评价为：PD。化疗后出现Ⅱ度骨髓抑制。之后更换为 NP 方案化疗，复查 CT 提示病情再次进展（病例 9 图 3）。患者初诊即出现耐药，并且是多药耐药，进行乳腺多学科讨论（MDT）。讨论后再次进行右侧腋窝淋巴结的穿刺活检。病理科对穿刺标本进行复验，补充修正报告如下：（右腋下肿块穿刺标本）纤维及淋巴组织中可见低分化癌浸润，结合免疫组化染色，考虑为浸润性导管癌，组织学Ⅲ级，副乳腺来源不能除外。免疫组化：ER（－），PR（－），Her-2（0），Ki-67（60%＋），AR（－）。补充免疫组化：E-cadherin（膜＋），P120（膜＋），CAM5.2（弱＋），HMB-45（－），AE1/AE3（CK）（＋），GCDFP-15（弱＋），Melan-A（－），CK7（－）。经讨论后更换方案为：信迪利单抗＋白蛋白结合紫杉醇，出现神经毒性，表现为手足麻木。化疗间歇期肿块再次增大，并破溃（病例 9 图 4），肿抗较前增高。2020 年 5 月至 9 月更换方案为：贝伐珠单抗＋卡培他滨片＋紫杉醇化疗 4 周期，2 个周期时，肿块缩小，疗效 PR（病例 9 图 5B），但四周期后复查 CT 提示右乳及右侧腋窝多发结节增大，右乳皮肤结节较前稍增大，评估病情为 PD（病例 9 图 5C）。2020 年 10 月至 2021 年 1 月予以异环磷酰胺＋依托泊苷方案治疗 3 周期，肿块再次增大（病例 9 图 6），建议更换治疗方案为安罗替尼/阿帕替尼＋替吉奥，患者因经济原因不能接受上述方案，后于 2021 年 2 月行伊立替康单药化疗（200mg 静脉滴注 d1、d8，21 天/周期），后肿块逐渐增大、破溃面增大（病例 9 图 7）。患者经多方案、多周期化疗，以及肿瘤负荷的增大，体质较前明显减弱，后给予阿帕替尼＋替吉奥口服，期间肿块较前缩小，出现口腔黏膜炎、全身皮疹、腹泻等不良反应。2021 年 5 月 CT 评估治疗有效（病例 9 图 8），肿块较前缩小。但 1 个月后病情再次进展，患者体质不能耐受进一步治疗，给予姑息对症。2021 年 8 月离世。

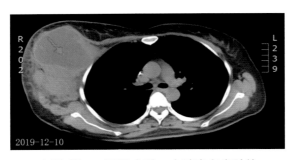

病例9图1　CT见右乳、右腋窝多发肿块

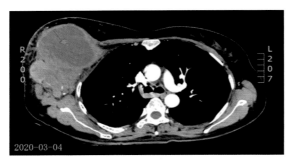

病例9图2　TAC方案3周期后见病变较前略增大

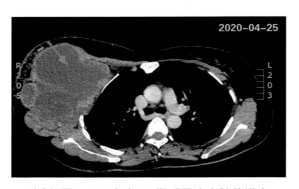

病例9图3　NP方案两2期后见病变较前增大

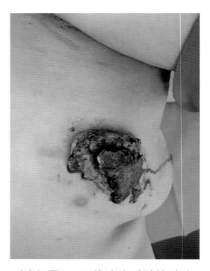

病例9图4　三线治疗后肿块破溃

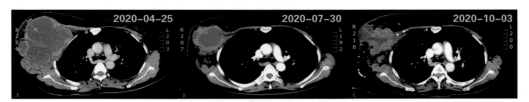

病例9图5　治疗前后影像对比

注：A.为四线治疗前；B.为四线2周期化疗后；C.为四线4周期化疗后。

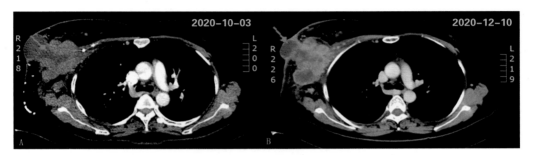

病例9图6　治疗前后影像变化

注：A.为五线治疗前；B.为五线治疗3周期后。

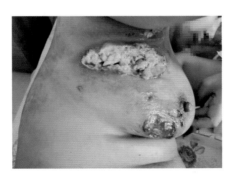

病例9图7　六线治疗1周期后破溃面明显增大、肿块增大

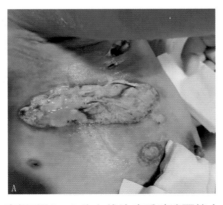

病例9图8　A.为七线治疗后破溃面缩小

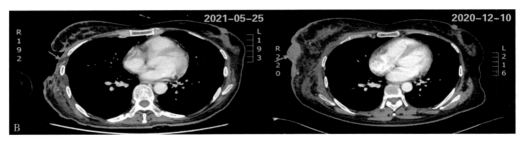

病例9图8　B.为七线治疗前后肿块对比缩小明显

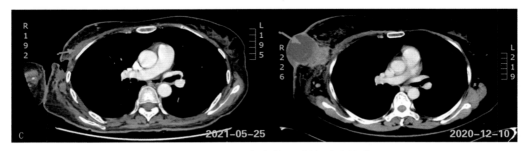

病例9图8　C.为七线治疗前后肿块对比缩小明显

三、病例讨论

患者疾病特点为：年轻女性，三阴性乳腺癌。一线 TAC 方案化疗 3 个周期后，病灶增大，病情进展，更换为长春瑞滨＋顺铂的二线治疗，病情再次进展，治疗无效。此后分别进行了 PD-1 单抗＋白蛋白紫杉醇、贝伐单抗＋TX、异环磷酰胺＋依托泊苷、伊利替康单药、阿帕替尼＋替吉奥的，三、四、五、六、七线治疗。患者病情持续进展，即使对贝伐单抗＋TX 方案和阿帕替尼＋替吉奥方案有效，缓解期也十分短暂。提示患者为难治型乳腺癌，原发多药耐药。

1. 一线治疗的选择　三阴性乳腺癌目前仍然以化疗为主要治疗手段。而对于未经治疗的乳腺癌，蒽环和紫杉类药物依旧是首选，是乳腺癌治疗的基石。患者发现肿块 6 个月，短期内肿块生长迅速，由发现时的 2 ~ 3cm 长至就诊时的 10cm 以上。故给予联合化疗以迅速控制病情、迅速缩瘤。KEYNOTE-355 研究[1] 显示：对于三阴性乳腺癌，一线化疗基础上联合 PD-1 的免疫检查点抑制剂，在 CPS 评分≥ 10 分的人群中，能显著提高该人群的 mPFS，由 5.6 个月提高到 9.7 个月。但 2019 年 PD-1 尚不可及。

2. 一线治疗失败后的决策　患者一线使用蒽环＋紫杉的治疗后，疗效差，病情进展，治疗失败。对于既往蒽环类药物和紫杉类药物治疗均失败的患者，目前尚无标准化疗方案，可考虑其他单药或联合方案。研究[2]显示，三阴性乳腺癌可能对铂类化疗具有更高的敏感性，以铂类为基础的化疗可以提高疾病缓解率和延长无进展生存时间。因此二线选择了长春瑞滨＋顺铂。但患者对铂类药物也产生耐药。考虑患者原发病灶近腋窝，不是乳腺常发部位，初始即对紫衫、蒽环、铂类产生多药耐药，故进行了 MDT 讨论，重新对病灶取材送病理，再次复验证实仍为三阴性乳腺癌，难治型。

由宋尔卫院士及中山大学孙逸仙纪念医院刘洁琼教授课题组发表"三艾"疗法[3]：卡瑞利珠单抗＋阿帕替尼＋艾立布林的三联方案后线治疗三阴性乳腺癌具有良好的临床效果，疾病控制率为 87.0%，而临床获益率为 50.0%，ORR 为 37%。但当时这一方案不可及。一项 CA012、CA024 研究的汇总分析显示，在转移性乳腺癌中，白蛋白紫杉醇较紫杉醇和多西他赛显著改善 ORR[4]。因此给予了 PD-1 单抗＋白蛋白紫杉醇治疗。但效果并不理想，且患者经济有限、不能耐受白蛋白紫杉醇带来的毒性反应，故更换为卡培他滨＋紫杉醇。血管抑制剂贝伐单抗可以提高三阴性乳腺癌的疾病控制率、缩短治疗失败的时间[5]，美国癌症综合网络（NCCN）乳腺癌诊治指南中推荐北伐单抗应用于三阴性乳腺癌。基于此，四线给予了贝伐单抗＋TX 方案。这一方案控制时间相对较长，此后阿帕替尼的应用也使疾病得到了短暂的有效缓解，因此，该难治型原发多药耐药的三阴性乳腺癌对血管抑制剂显示了相对较好的反应性。患者从确诊到死亡仅仅只有 20 个月，表明：对初始化疗耐药的三阴性乳腺癌可能存在多药耐药，对后续治疗也不敏感，预后很差。

四、病例点评

三阴性乳腺癌是恶性程度较高的乳腺癌亚型，具有发病年龄较早、预后较差及转移后中位总生存时间较短的特点。而年轻乳腺癌患者更易存在乳腺癌易感基因的胚系致病突变，最常见的是 BRCA1/2 基因胚系突变，三阴性乳腺癌 BRCA1/2 基因的突变率最高[6]。该患者如果有条件应该进行 BRCA1/2 基因的检测。如果存在 BRCA1/2 基因的突变，OlympiAD 研究[7]显示，奥拉帕利相较于化疗可显著延长 PFS。

蒽环类（紫杉类）药物治疗失败的常用定义为：使用蒽环类（紫杉类）药物解

救化疗过程中疾病进展，或辅助治疗结束后 12 个月内发生复发转移。化疗方案包括单药序贯化疗或联合化疗，其中序贯使用单药为优选，可保障治疗耐受性和生活质量。与单药化疗相比，联合化疗通常有更好的缓解率和 PFS，然而联合化疗的毒性较大且未能证实总生存获益。需要使肿瘤迅速缩小或症状迅速缓解的患者优先选择联合化疗。

既往研究发现，PD-L1 阳性晚期三阴性乳腺癌患者一线接受免疫检查点抑制剂联合化疗对比化疗可获得无进展生存及总生存获益。然而，在后线治疗或 PD-L1 阴性患者中，尚无有效的基于免疫治疗的研究报道[8~9]。

在后线治疗中，没有标准的方案。新型化疗药物艾立布林、优替德隆都可以作为二线治疗的推荐。抗 Trop-2 新型 ADC 药物戈沙妥珠单抗给三阴晚期乳腺癌带来了更多的治疗选择[10]。然而，遗憾的是，这些新型的治疗药物在患者所处的时间和地点可及性很差，患者并没有更多的机会选择这些新型治疗药物。由于患者存在多药耐药，预后很差，总生存仅 20 个月。未来对多药耐药机制的研究可能会给临床医生带来更多的临床指导。

（病例提供：刘　炜　李　莉　新疆医科大学附属肿瘤医院）
（点评专家：赵　兵　新疆医科大学附属肿瘤医院）

参考文献

[1]Cortes J，Cescon DW，Rugo HS，et al.Pembrolizumab plus chemotherapy versus placebo plus chemotherapy for previously untreated locally recurrent inoperable or metastatic triple-negative breast cancer（KEYNOTE-355）：a randomised，placebo-controlled，double-blind，phase 3 clinical trial[J].Lancet，2020，396（10265）：1817-1828.

[2]Sirohi B，Arnedos M，Popat S，et al.Platinum-based chemotherapy in triple-negative breast cancer[J].Ann Oncol，2008，19（11）：1847-1852.

[3]Liu J，Wang Y，Tian Z，et al.Multicenter phase Ⅱ trial of Camrelizumab combined with Apatinib and Eribulin in heavily pretreated patients with advanced triple-negative breast cancer[J].Nat Commun，2022，13（1）：3011.

[4]O'Shaughnessy J，Gradishar WJ，Bhar P，et al.Nab-paclitaxel for first-line treatment

of patients with metastatic breast cancer and poor prognostic factors：a retrospective analysis[J].Breast Cancer Res Treat，2013，138（3）：829-837.

[5]Rugo HS，Barry WT，Moreno-Aspitia A，et al.Randomized Phase Ⅲ Trial of Paclitaxel Once Per Week Compared With Nanoparticle Albumin-Bound Nab-Paclitaxel Once Per Week or Ixabepilone With Bevacizumab As First-Line Chemotherapy for Locally Recurrent or Metastatic Breast Cancer：CALGB 40502/NCCTG N063H（Alliance）[J]. J Clin Oncol，2015，33（21）：2361-2369.

[6]中国临床肿瘤学会乳腺癌专家委员会，中国抗癌协会乳腺癌专业委员会，中华医学会外科学分会乳腺外科学组[J].中国年轻乳腺癌诊疗专家共识（2022）[J].中华医学杂志，2023，103（6）：387-403.

[7]Robson ME，Tung N，Conte P，et al.OlympiAD final overall survival and tolerability results：Olaparib versus chemotherapy treatment of physician's choice in patients with a germline BRCA mutation and HER2-negative metastatic breast cancer[J].Ann Oncol，2019，30（4）：558-566.

[8]Tolaney SM，Kalinsky K，Kaklamani VG，et al.Eribulin Plus Pembrolizumab in Patients with Metastatic Triple-Negative Breast Cancer（ENHANCE 1）：A Phase Ⅰb/Ⅱ Study[J].Clin Cancer Res，2021，27（11）：3061-3068.

[9]Winer EP，Lipatov O，Im SA，et al.Pembrolizumab versus investigator-choice chemotherapy for metastatic triple-negative breast cancer（KEYNOTE-119）：a randomised，open-label，phase 3 trial[J].Lancet Oncol，2021，22（4）：499-511.

[10]Bardia A，Hurvitz SA，Tolaney SM，et al.Sacituzumab Govitecan in Metastatic Triple-Negative Breast Cancer[J].N Engl J Med，2021，384（16）：1529-1541.

病例10　晚期胃癌化疗联合靶向治疗

一、病历摘要

（一）病史简介

患者男性，73 岁。2020 年 10 月 4 日因"解柏油样便"为首发症状，就诊于我院消化科。

现病史：入院后行血常规检查示：血红蛋白 80g/L，粪便潜血 +++，考虑"消化道出血"。入院后予以抑酸、止血、输血、补液等对症治疗后症状改善，行胃镜检查（病例 10 图 1）：近幽门后壁可见新生物，边缘呈堤坝样隆起，中央覆薄苔，延续至幽门，幽门形态破坏。HP +。取活检病理示：胃窦中分化腺癌。免疫组化：Her-2（3+）、P53（+80%）、ki-67（+70%）。微卫星：MLH1（+）、MSH2（+）、MSH6（+）、PMS2（+）。胸腹部增强 CT：①右肺中叶轻度强化磨玻璃结节，余双肺多发小结节，部分为陈旧性病变，建议随访复查；②主动脉硬化，符合贫血表现；③胃窦部胃壁不均匀增厚并强化，考虑恶性病变并周围转移淋巴结；④肝内多发强化结节，考虑转移瘤；⑤脾脏低度病变及腹膜后多发小淋巴结，转移瘤不除外。肿瘤标志物：AFP 5.9ng/ml，CEA 94.02ng/ml。

既往史：2009 年确诊"高血压病 3 级（极高危）"，口服"氨氯地平片 5mg/d、美托洛尔片 25mg/d"，血压控制平稳。2017 年确诊"心律失常 频发室性期前收缩 短阵室速"，口服步长稳心颗粒 5g 3 次 / 日；参松养心胶囊 0.8g 3 次 / 日。饮酒 30 余年，200g/ 次，发病后已戒除。吸烟 30 年，每日约 20 支，发病后已戒除。

（二）体格检查

体温 36.1℃，心率 88 次 / 分，呼吸 20 次 / 分，血压 125/80mmHg，NRS 0 分，KPS 90 分。贫血貌，睑结膜、口唇及甲床苍白，全身浅表淋巴结未触及肿大。腹部平坦，腹壁静脉不明显，未见肠型及蠕动波，未见异常搏动。上腹部轻压痛，无反跳痛，全腹未触及包块，肝、脾肋下未触及，肝 – 颈静脉回流征阴性，胆囊未触及明显异常，肠鸣音活跃 8 次 / 分。

（三）实验室检查

血常规示：血红蛋白 80g/L，粪便潜血 +++，肿瘤标志物：AFP 5.9ng/ml，CEA 94.02ng/ml。

（四）胃镜及活检

近幽门后壁可见新生物，边缘呈堤坝样隆起，中央覆薄苔，延续至幽门，幽门形态破坏。HP+。取活检病理示：胃窦中分化腺癌。免疫组化：Her–2（3+）、P53（+80%）、ki–67（+70%）。微卫星：MLH1（+）、MSH2（+）、MSH6（+）、PMS2（+）。

（五）影像学检查

胸腹部增强 CT：①右肺中叶轻度强化磨玻璃结节，余双肺多发小结节，部分为陈旧性病变，建议随访复查；②主动脉硬化，符合贫血表现；③胃窦部胃壁不均匀增厚并强化，考虑恶性病变并周围转移淋巴结；④肝内多发强化结节，考虑转移瘤；脾脏低度病变及腹膜后多发小淋巴结，转移瘤不除外。

（六）临床诊断

1. 胃窦中分化腺癌Ⅳ期 $CT_4N_1M_1$。
2. 肝脏、脾脏、腹膜后淋巴结继发性恶性肿瘤。
3. 上消化道出血。
4. 双肺多发结节性质待定。

二、诊疗经过

一线治疗：经 MDT 讨论，根据胃癌诊疗指南（CSCO 2020）版，晚期转移性胃癌 HER2 阳性，Ⅰ级推荐曲妥珠单抗联合奥沙利铂 / 顺铂＋ 5–FU/ 卡培他滨（ⅠA 类证据），于 2020 年 10 月 20 日开始予以 CAPEOX ＋曲妥珠单抗方案全身化疗 8 个周期。具体用药：奥沙利铂 150mg，d1；卡培他滨 1500mg/ 早、1500mg/ 晚，口服，第 1 ～第 14 天；曲妥珠单抗 360mg（首剂 480mg），第 1 天，q21 天。胃肠道反应Ⅰ度，骨髓抑制Ⅰ度。治疗期间影像学评估 PR。2021 年 4 月 13 日复查胃镜：胃窦小弯后壁见一大小约 1.5cm 略凹陷病灶，周围黏膜纠集，蠕动好。镜检诊断：胃癌治疗后（较 2020 年 10 月 27 日胃镜检查明显好转，病例 10 图 1）。自 2021 年

5月9日开始给予卡培他滨＋曲妥珠单抗维持治疗6周期，具体用药：卡培他滨：1500mg/早，1500mg/晚，口服，第1～第14天；曲妥珠单抗360mg，第1天，q21天。化疗期间胃肠道反应Ⅰ度，骨髓抑制Ⅰ度。2021年10月21日复查胃镜：大弯近后壁见一大小为3～4cm"八字形"隆起表面凹陷、溃烂，较2021年4月病灶扩大。结合胸腹CT等影像学检查，评效PD。考虑调整治疗方案，患者因客观原因无法住院治疗，强烈要求继续原方案治疗，于2021年10月20日、11月12日、12月7日继续"卡培他滨＋曲妥珠单抗"治疗3周期。治疗前后胃镜对照（病例10图2）。

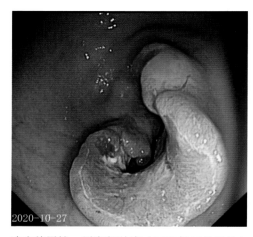 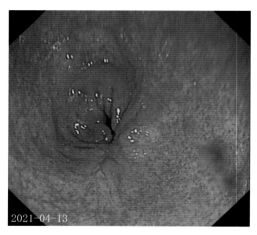

治疗前胃镜：胃窦部肿瘤（2020年10月27日）　　　一线治疗后胃镜（2021年4月13日）

病例10图1　胃镜检查

二线治疗：2022年1月再次就诊我科，评效PD（按RECIST 1.1标准）。经MDT讨论，根据胃癌诊疗指南（CSCO 2020）版，晚期转移性胃癌HER2阳性，如既往应用过曲妥珠单抗，给予单药化疗（紫杉醇/多西他赛/伊立替康ⅠA类），调整治疗方案，于2022年1月至8月给予多赛西他赛＋曲妥珠单抗方案治疗7个周期，具体用药：多西他赛120mg，第1天；曲妥珠单抗348mg第1天，q21天。化疗期间出现Ⅳ度骨髓抑制，中性粒细胞缺乏伴发热，经治疗后血象恢复。期间影像学评估病情稳定，但因疫情原因未能按期治疗。

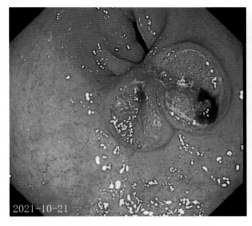 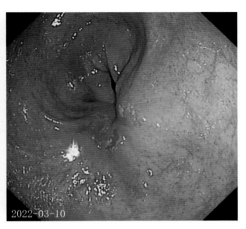

一线治疗PD后胃镜（2021年10月21日）　　二线治疗后胃镜（2022年3月10日）

病例10图2　胃镜检查

三线治疗：2023 年 2 月 8 日患者因"呕血伴黑便"急诊入院，考虑上消化道出血。胃镜：（胃窦）红白相间，以红为主，黏膜见散在斑片状充血，大弯见一大小约 2.0cm 不规则溃疡性病灶，黏膜纠集（较 2021 年 10 月病灶范围缩小）。取活检病理示（胃窦）胃黏膜中分化腺癌，免疫组化：HER-2（3+），Ki-67（+ 约 70%），P53（+ 约 80%），微卫星：PMS2（+），MLH1（+），MSH6（+），MSH2（+）。对症治疗后出血停止，临床症状缓解，影像学评估 PD（按 RECIST 1.1 标准），考虑二线治疗进展（病例 10 图 3）。经 MDT 讨论，晚期三线治疗中可选择的药物，包括两种 ADC 药物 T-DXd 和维迪西妥单抗（RC48）。RC48 的 II 期 C008 研究[1] 入组了三线及三线治疗失败的 HER2 过表达（IHC 2+ 或 3+，不需要确定 FISH 状态）的晚期胃癌患者，经 RC48 治疗的 ORR 为 24.8%，中位 PFS 为 4.1 个月，中位 OS 为 7.9 个月。基于这一研究成果，NMPA 批准 RC48 三线及以上治疗 HER2 过表达晚期胃癌的适应证；CSCO 指南将其作为三线治疗推荐[2]。与患者及家属沟通后于 2023 年 3 月 10 日、3 月 26 日予"维迪西妥单抗"治疗 2 周期，具体用药：维迪西妥单抗 120mg，第 1 天，q14 天。胃肠道反应 0 度，骨髓抑制 II 度。

四线治疗：2023 年 4 月 7 日多肿瘤标志物：癌胚抗原 > 100.00ng/ml ↑。胸腹部 CT：肝内多发转移瘤，大部分较前增大，肝 S3 转移瘤较前略缩小。评效 PD（按 RECIST 1.1 标准）。经 MDT 讨论，结合既往用药情况，晚期胃癌整体预后不佳，传统化疗药物及靶向药物选择有限，免疫治疗单药在整体人群中疗效不佳，患者治疗

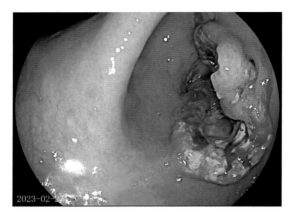

病例10图3　三线治疗PD后胃镜（2023年2月27日）

意愿强烈，充分沟通后调整治疗方案，于2023年4月18日、5月9日、6月4日、7月2日、7月24日予信迪利单抗＋曲妥珠单抗＋紫杉醇白蛋白结合型联合治疗5个周期。具体用药：信迪利单抗200mg；曲妥珠单抗330mg；紫杉醇白蛋白结合型300mg，第1天，q21天，期间胃肠道反应0度，骨髓抑制Ⅲ度。2023年8月复查胸腹部CT：①胃癌化疗后，胃窦壁癌侵及浆膜层可能，病灶周围、小网膜囊、肝胃间隙多发淋巴结，考虑转移，较前（2023年6月29日）部分淋巴结较前增大、增多；②肝内多发转移瘤，较前部分有所增大；影像学评估PD。

姑息对症治疗：因肿瘤持续进展，患者合并消化道梗阻、上消化道出血，无法耐受进一步治疗，给予最佳姑息对症治疗。

三、病例讨论

患者胃癌晚期，免疫组化Her-2（3+）、ki-67（+70%），微卫星稳定，预后差。根据中国临床肿瘤学会（CSCO）胃癌诊疗指南、NCCN胃癌临床实践指南等国内外权威指南均推荐晚期转移性胃癌行HER2检测，按照HER2状态进行分层治疗。一线治疗HER2阳性Ⅰ级推荐：曲妥珠单抗联合奥沙利铂/顺铂＋5-FU/卡培他滨（ⅠA类证据）。治疗期间患者耐受良好，临床症状缓解，血色素恢复，体重增加，肿瘤标志物恢复正常，胃镜提示原发病灶明显缩小，评效PR。一线治疗后给予单药化疗＋靶向药物维持治疗，PFS时间达13个月。一线治疗PD后的选择为多西他赛单药＋曲妥珠单抗治疗，化疗过程中出现Ⅳ度骨髓抑制，中性粒细胞缺乏伴发热，经治疗后血象恢复。在针对晚期胃癌患者治疗的过程中，不断有新的药物和治疗模式加入，为患者提供了更多的治疗选择。2023 年患者二线治疗进展后，新型抗 HER2 ADC 药物的出现突破了治疗困境，在 C008 研究中，维迪西妥单抗对 HER2 阳性晚期胃癌患者中显示出良好疗效和安全性，因而获批 HER2 阳性晚期胃癌后线治疗适应证，且维迪西妥单抗纳入国家医保，适用于至少接受过 2 个系统化疗的 HER2 过表达局部晚期或转移性胃癌的患者，患者三线治疗采用 ADC 药物，但治疗效果不理想。四线治疗结合既往用药及患者意愿，采用信迪利单抗＋曲妥珠单抗＋紫杉醇白蛋白结合型联合治疗，后线治疗患者耐受性明显下降，病情再次进展后，充分评估患者全身状况，给予最佳支持治疗，目前患者仍在院治疗中，生存期已达 40 个月。

四、病例点评

胃癌是一种异质性和侵袭性极高的恶性肿瘤，发病率和死亡率均居中国恶性肿瘤的第 2 位，约 70% 的胃癌患者确诊时为局部进展期或晚期，严重威胁着人们的生命健康，且发病率尚未见下降趋势 [1~3]。全身治疗是目前晚期胃癌最主要的治疗方式，HER2 是肿瘤治疗领域的重要的靶点，HER2 阳性胃癌约占全部胃癌的 10% ~ 15%[4、5]，不同国家的发生比例存在一定差异。HER2 是晚期胃癌的重要生物标志物，临床实践中 HER2 状态的检测对 HER2 阳性患者至关重要。特别是近几年针对 HER2 靶点的新药取得了较多进展。ToGA 研究 [6] 显示，在初诊一线的晚期胃癌患者中，在化疗的基础上加入曲妥珠单抗可以带来明显生存获益，自此曲妥珠单抗联合化疗成为 HER2 阳性晚期胃癌的一线标准治疗方案 [7]。随着 HER2 靶向药物和治疗方式的不断优化，部分胃癌患者中获益。但是耐药发生率高、不良反应严重仍是限制 HER2 靶向药物应用的瓶颈。因此，开发新型抗肿瘤药物对改善 HER2 阳性胃癌患者的长期生存具有重要意义。抗体药物耦联物（antibody drug conjugate，ADC）是一类新型、高效的抗肿瘤药物，由特异性靶向克隆抗体、连接子和小分子细胞毒性有效载荷组成，强大的治疗效果和适度的组织毒性是其主要优势。全球已有 15 种抗体药物耦联物（antibody-drug conjugate，ADC）获批上市，包括 DS-8201、RC48 等在内的多种 ADC 已用于胃癌的二线及后线治疗。同时，超过百种 ADC 候选药物处于临床研究的不同阶段。此外，随着治疗靶点和适应证的不断扩大，ADC 正在引领靶向治疗的新时代，并有望在未来替代传统化疗，同时也为 HER2 阳性胃癌患者带来了新的希望。ADC 和免疫检查点抑制剂（immune checkpoint inhibitor，ICI）组成的"靶免联合"治疗可能是晚期胃癌一种有前景的治疗策略。在靶向联合化疗的基础上联合免疫治疗，数项Ⅱ期研究结果显示对于 HER2 阳性晚期胃癌患者一线治疗，化疗＋曲妥珠单抗＋PD-1 单抗取得高 ORR 和显著优于历史生存数据。此外，胃癌患者普遍存在营养风险及营养不良，多项临床研究显示对于转移性胃癌患者在标准抗肿瘤治疗基础上联合早期营养干预及心理干预能显著延长患者生存。因此营养支持治疗也是胃癌抗肿瘤治疗的重要组成部分。对于该患者给予及时准确的营养风险筛查、评估及干预，多学科协助的全程管理意义重大，最大限度地改善肿瘤患者的营养状态及预后。

（病例提供：董雅璐　中国人民解放军新疆军区总医院）
（点评专家：卢　宁　中国人民解放军新疆军区总医院）

参考文献

[1]Peng Z，et al.Efficacy andsafety of a novel anti-HER2therapeutic antibody RC48 in patients with HER2.overexpressing，locally advancedor metastatic gastric or gastroesophageal junctioncancer： a single-arm phase Ilstudy[J]. Cancer Commun （Lond）2021：41（11）：1173-1182.

[2]中国临床肿瘤学会指南工作委员会.中国临床肿瘤学会（CSCO）胃癌诊疗指南2023[M].北京：人民卫生出版社，2023.

[3]Chen W，Zheng R，Baade PD，et al.Cancer statistics in China，2015[J].CA Cancer J Clin，2016，66（2）：115-132.

[4]Van Cutsem E，Bang YJ，Feng-Yi F，et al.HER2 screening data from ToGA：targeting HER2 in gastric and gastroesophageal junction cancer[J]. Gastric Cancer，2015，18（3）：476-84.

[5]Huang D，Lu N，Fan Q，et al.HER2 status in gastric and gastroesophageal junction cancer assessed by local and central laboratories： Chinese results of the HER-EAGLE study[J].PLoS One，2013，8（11）：e80290.

[6]Bang YJ，Van Cutsem E，Feyereislova A，et al.Trastuzumab in combination with chemotherapy versus chemotherapy alone for treatment of HER2-positive advanced

gastric or gastro-oesophageal junction cancer（ToGA）: a phase 3, open-label, randomised controlled trial[J].Lancet, 2010, 376（9742）: 687-697.

[7]Janjigian Y Y, Shitara K, Moehler M, et al.First-line nivolumab plus chemotherapy versus chemotherapy alone for advanced gastric, gastro-oesophageal junction and oesophagealadenocarcinoma（CheckMate649）: Arandomised, open-label, phase 3 trial[J].Lancet, 2021, 398（10294）: 27-40.

病例11 | 胃肠间质瘤的术后辅助治疗

一、病历摘要

（一）病史简介

患者男性，62岁，因"消化道出血"于2021年6月入院。

现病史：入院后行CT检查，提示左下腹空肠区病变，考虑小肠间质瘤可能性大。经普外科行腹腔镜小肠部分切除术，术后病理：小肠间质瘤。

既往史：患者1990年确诊为银屑病，2009年确诊高血压病2级。

家族史：否认家族肿瘤疾病史。

（二）专科查体

体温36.7℃，心率82次/分，呼吸20次/分，血压110/72mmHg，BMI 23.7，BSA 1.76m²，PS 1分，NRS 0分。神清，腹平软，肝脾肋下未及，腹部无压痛，无反跳痛。腹部可见散在腹腔镜术后瘢痕。Murphy征阴性，移动性浊音（−）。

（三）辅助检查

1. 2021年6月23日行胃镜检查，镜下诊断：①十二指肠多发溃疡（A2期、S期）②萎缩性胃炎伴糜烂。进一步完善肠镜提示：①炎症性肠病（考虑克罗恩病可能，其他不除外）；②结肠多发息肉（山田Ⅰ~Ⅱ型）；③结肠炎；④内痔。

2. 全腹增强CT提示（病例11图1）：左下腹空肠区病变，考虑小肠间质瘤可能性大。

3. 2021年8月22日术后病理：（部分小肠）小肠间质瘤，肿瘤大小5.5cm×3.5cm×3.3cm，核分裂数＜5个/50HPF，高危，切缘未见肿瘤。免疫组化肿瘤细胞表达：CD117（+），CD34（+），Dog-1（+），Desmin（−），Actin（−），Ki-67（+约1%），S-100（−）。

4. 2021年9月14日基因检测结果回报：KIT基因（p. P577del、c. 1729 __

1731del 位点，第 11 号外显子缺失突变）。

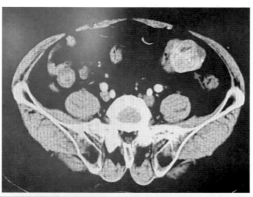

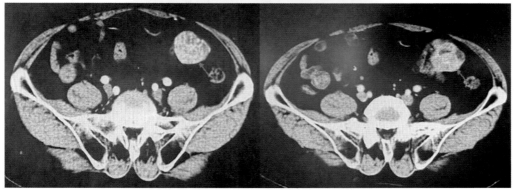

病例11图1　经胸腹部CT评估基本基线（2021年8月4日）

二、诊疗经过

综合上述病史、辅助检查，诊断为空肠间质瘤术后 $T_3N_0M_0$ ⅢA 期 高危。

根据患者术后病理结果需行术后行辅助治疗，完善基线检查，于 2021 年 9 月 14 日行间质瘤相关基因检测，结果回报：KIT基因（p. P577del、c. 1729–1731del 位点，第 11 号外显子缺失突变）。故于 2021 年 9 月 23 日开始口服伊马替尼 0.4g 口服 1/ 日靶向药物治疗。于 2021 年 12 月 13 日在门诊复查血常规示：白细胞计数 3.88 × 10^9/L ↓，中性粒细胞百分比 37.4% ↓，中性粒细胞计数 1.45 × 10^9/L ↓，生化示：谷丙转氨酶 148U/L ↑，谷草转氨酶 96U/L ↑，乳酸脱氢酶 258U/L ↑。患者肝功Ⅱ度异常，Ⅱ度粒细胞减少，嘱患者停用伊马替尼及自备治疗银屑病中药后复查无明显禁忌后继续口服伊马替尼。患者于 2021 年 12 月（病例 11 图 2）、2022 年 6 月（病例 11 图 3）复查未见肿瘤明显复查及进展，继续口服伊马替尼靶向治疗至今。

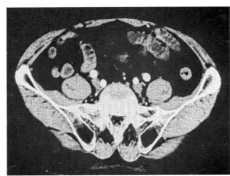

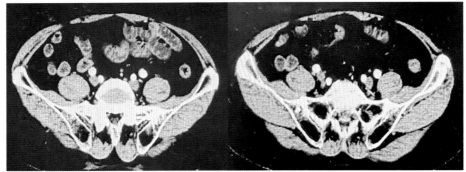

病例11图2 经胸腹部CT评估基本基线（2021年12月16日）

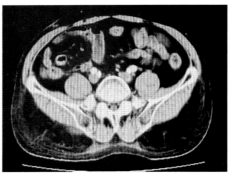

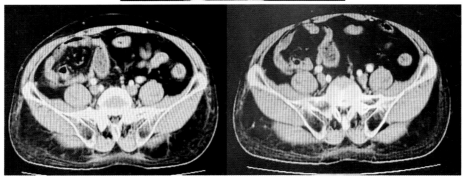

病例11图3 经胸腹部CT评估基本基线（2022年6月29日）

三、病例讨论

胃肠道间质瘤是一类起源于胃肠道间叶组织的肿瘤，占消化道间叶肿瘤的大部分，是具有多向分化潜能的原始间质干细胞及潜在恶性生物学行为的肿瘤，可以发生在消化道的任何部位，但最常发生于胃[1]。胃肠道间质瘤是一种软组织肉瘤，其生物学行为与癌症非常不同，临床经验已经证实化疗、放疗对胃肠道间质瘤不敏感，尤其是放疗。所以临床治疗主要为外科手术和靶向药辅助治疗的模式。靶向药物中伊马替尼是一种小分子蛋白激酶抑制剂，它具有阻断一种或多种蛋白激酶的作用[2~3]，是胃肠间质瘤新辅助和辅助治疗被批准的药物，也是晚期间质瘤一线治疗药物[4]。患者在明确诊断后服用伊马替尼靶向药物治疗至今，服药期间复查无明显肿瘤复发、进展情况，评估疗效为病情稳定，结合患者临床获益，予以患者继续服用伊马替尼靶向治疗，并密切随访。

四、病例点评

对于原发可切除的胃肠间质瘤，手术切除是首选的治疗措施，该患者为手术切除后。但并不是所有人都适合手术。同时，放化疗对于胃肠间质瘤治疗效果甚微，而靶向药物是最好的选择[5]。胃肠间质瘤术后复发很常见，可达 55%～90%，大多数中高风险患者都会复发，平均复发时间就在手术后 2～3 年。为了预防复发，手术及术后辅助治疗是十分有必要的[6]。

针对特殊部位、需行联合脏器切除、难以 R0 切除的患者：2022 年胃肠间质瘤 CSCO 指南Ⅰ级推荐伊马替尼、阿伐替尼术前治疗。辅助治疗应根据肿瘤部位、危险度分级、有无肿瘤破裂、基因分型及术后恢复状况来决定，研究显示伊马替尼辅助治疗可有效改善术后无复发生存率，对于高度复发风险的胃肠间质瘤，术后伊马替尼辅助治疗 3 年对比治疗 1 年的 3 年无复发生存率分别为 86.6% 与 60.1%。针对转移性胃肠间质瘤一线治疗中基因分型不明患者：伊马替尼（1A 类）（Ⅰ级推荐）；达沙替尼（3 类）（Ⅲ级推荐）；基因分型明确患者：KIT 外显子 9 突变：高剂量伊马替尼（1A 类）（Ⅰ级推荐），PDGFRA D842V 突变：阿伐替尼（2A 类）（Ⅰ级推荐），NTRK 融合：拉罗替尼（Ⅲ级推荐）。其余二线、三线、四线治疗具体参考指南而定。

　　针对原发胃肠间质瘤根治术后辅助治疗，2022 年胃肠间质瘤 CSCO 指南提示低危或极低危患者不推荐辅助治疗，中危患者中如果为胃来源肿瘤，建议伊马替尼辅助治疗 1 年，如果为非胃来源肿瘤，建议伊马替尼辅助治疗 3 年，而像该病例中的这一类高危患者，建议伊马替尼辅助治疗 3 年或 5 年，对于高危 GIST 是否进一步延长伊马替尼辅助治疗时间缺乏前瞻性随机对照研究。中国回顾性分析显示延长辅助治疗时间可能获得更高的无复发生存率，美国一项前瞻性单臂研究显示中高危 GIST 患者接受伊马替尼辅助治疗 5 年的 5 年无复发生存率达到 90%，但辅助治疗最终时间的确认仍需等待进行中的对照研究结果。

　　对于治疗时机和治疗周期的选择则需要根据患者个体情况、定期复查评估疗效情况、社会经济状况、肿瘤生物学特点等方面综合考虑，动态随访病情变化并及时调整方案，在规范化的前提下进行个体化治疗。

　　该患者老年男性，诊断为空肠间质瘤术后 $T_3N_0M_0$ ⅢA 期 高危，该患者身体状况良好，治疗意愿强烈，服用伊马替尼靶向药物至今 1 年 8 个月余，暂未出现明显靶向治疗不耐受情况，多次复查病情稳定，建议患者按时随诊复查，并且需要严密观察靶向药物不良反应情况，最终达到肿瘤治愈的治疗目标。

（病例提供：杨丽萍　中国人民解放军新疆军区总医院）
（点评专家：张清泉　中国人民解放军陆军第 948 医院）

参考文献

[1]秦玲，李道明.野生型胃肠道间质瘤的临床病理特征及预后影响因素分析[J].河南医学研究，2022，31（20）：3707-3711.

[2]Khosroyani Homma M，Klug Lillian R，Heinrich Michael C.TKI Treatment Sequencing in Advanced Gastrointestinal Stromal Tumors[J].Drugs，2023，83（1）：55-73.

[3]DudziszŚledź Monika，Klimczak Anna，Bylina Elżbieta，et al.Treatment of Gastrointestinal Stromal Tumors（GISTs）：A Focus on Younger Patients[J].Cancers，2022，14（12）：2831-2831.

[4]Senchak Jordan，Ahr Katya，von Mehren Margaret.Gastrointestinal Stromal Tumors：What Is the Best Sequence of TKIs？[J].Current treatment options in oncology，2022，23（5）：749-761

[5]眭玉霞，秦晓英，陈灵锋，等.胃肠道间质瘤靶向药物治疗相关基因突变临床分析[J].福建医药杂志，2022，44（5）：14-17.

[6]刘丹丹，段卡丹，李朝辉，等.胃肠道间质瘤术后复发转移危险因素及预测模型构建[J].安徽医药，2023，27（2）：297-302.

病例12 肝癌综合治疗

一、病历摘要

（一）病史简介

患者男性，54岁，因"体检发现肝脏占位性病变"于2019年11月入院。

现病史：患者入院前出现腹胀、腹泻、恶心、呕吐、黄疸、发热，无肝区疼痛，患者未予重视。入院后完善检查明确诊断为"肝恶性肿瘤"。

既往史：患者长期吸烟史20支/日，长期饮酒史200g/d。

家族史：有肝癌相关家族史。

（二）专科查体

体温37.5℃，心率60次/分，呼吸20次/分，血压120/80mmHg，BSA 1.68m^2，BMI 19.5，PS 0～1分，疼痛0分。全身浅表淋巴结未扪及明显肿大。腹部平坦，呼吸运动正常，未见胃型，未见肠型，未见蠕动波，无腹壁静脉曲张，未见手术瘢痕，无疝，无腹肌紧张，无压痛、反跳痛，未触及液波震颤，未闻及振水声，未触及腹部包块。肝脏未触及，胆囊未触及，Murphy氏征（－）。脾脏未触及，输尿管压痛点（－），肋脊点（－），肋腰点（－）。肝浊音界存在，肝上界位于右锁骨中线第Ⅴ肋间，肝区无叩击痛，移动性浊音（－），双侧肾区无叩击痛。肠鸣音正常，5次/分，未闻及血管杂音。

（三）辅助检查

2019年11月19日CT（病例12图1）：①脂肪肝、肝后叶占位，考虑肝癌，请结合AFP检查；②慢性胆囊炎；③腹膜后区及肠系膜间隙数枚小淋巴结。

2019年11月28日病理结果：（肝肿瘤）中分化肝细胞肝癌（细梁型＋粗梁型），大小9.5cm×9cm×7cm，未见明确脉管内癌栓，距肿物1cm、3cm、5cm肝组织内均未见癌累及；肝切缘未见癌累及。

2021年2月22日术后MRI：①患者系肝癌术后，现肝内多发异常强化结节，考虑癌变结节并肝内多发转移可能大，建议结合AFP并短期随诊；②胆囊炎并胆泥沉积。

2021年11月10日复查MRI：肝脏大小形态及各叶比例失常，肝右叶部分阙如，肝裂明显增宽，呈术后改变，肝右叶肝缘可见多发结节样长T_1稍长T_2信号，增强后未见异常强化，测其较大者直径约1.20cm；肝内、外胆管未见扩张。胆囊体积略小，胆囊壁略增厚，胆汁信号略减低，增强后胆囊壁呈轻度线样强化；脾脏及胰腺大小形态未见明显异常，信号均匀；腹膜后未见明显肿大淋巴结。

2021年11月11日复查MRI：患者呈肝癌术后改变，肝内多发强化结节，部分较前增大，癌变结节待排，建议结合AFP及MRI检查；肝右叶近肝缘处稍低密度结节，也较前增大，转移不能除外；尾状叶稍低密度结节，大小密度较前变化不大，囊肿可能，建议随访；脂肪肝。

2022年5月7日促肾上腺皮质激素（ATCH）< 1.0pg/ml。

2022年5月7日促甲状腺激素 6.24pg/ml。

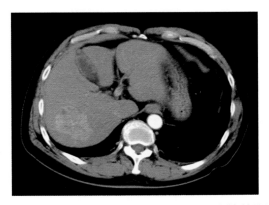

病例12图1 2019年11月19日腹部增强CT病情基线评估

二、诊疗经过

结合上述病史、辅助检查，诊断为肝恶性肿瘤（肝细胞肝癌）$pT_2N_0M_0$ Ⅱ期。

手术治疗：患者于2019年11月27日行"部分肝切除"，术中右肝后页表面发现明显肿瘤，肝右叶第Ⅴ段，大小约8cm×6cm大小类圆形肿块，距肿物包膜外1.0cm处完整切除肝脏肿物。

一线治疗：术后2020年7月复查提示有复发转移征象，患者因个人原因未能就诊治疗，于2020年2月继续就诊，经评估无手术指征。2021年3月3日开始给予4个周期靶向联合免疫治疗仑伐替尼12mg po qd＋帕博利珠单抗200mg静脉滴注d1。2021年5月25日入院后完善影像学评估病情较前好转，前期治疗有效，续行第5～第10周期靶向联合免疫治疗，治疗过程顺利，未见显著不良反应，好转出院。

激素治疗：2022年2月患者为继续进行治疗入院，完善相关检查，全身影像评估肿瘤病情稳定（SD）（病例12图2、图3）。患者诉纳差、乏力不适，完善激素水平检查提示皮质醇严重减低，相应垂体释放激素水平显著降低，考虑免疫相关性垂体炎。给予泼尼松口服治疗后患者症状显著缓解，体能状态恢复正常，故延缓免疫治疗，计划出院。出院后继续规律口服泼尼松。1个月后，评估使用激素后全身状态良好，请内分泌科会诊后建议继续口服目前激素治疗。

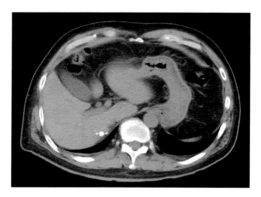

病例12图2　2022年2月9日腹部CT评估病情稳定

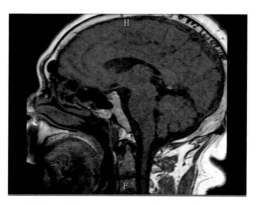

病例12图3　2022年2月14日垂体MRI

一线治疗：评估免疫相关不良反应分级与用药指征后，于 2022 年 3 月 20 日续行第 11 周、第 12 周期免疫联合靶向治疗，方案同前。6 月 1 日至 8 月 5 日续行第 13 ~ 第 16 周期靶向联合免疫治疗，方案同前。一线 PFS 达 29 个月。

二线治疗：此后患者因自身原因未能进行后续治疗，于 2023 年 1 月 4 日再次住院治疗，因肿瘤进展（病例 12 图 4），经临床评估后调整为靶向药物治疗瑞戈非尼片 120 ~ 160mg qd po d1 ~ 21，至 2023 年 3 月 19 日患者完成 2 个周期治疗，目前情况尚可，后续治疗计划同前。

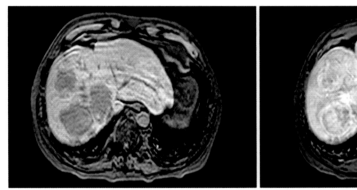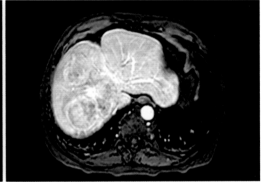

病例12图4　2023年1月5日腹部MRI评估肿瘤进展

三、病例讨论

肝癌是全世界范围内常见的消化系统恶性肿瘤，据 GLOBOCAN 2020 估算[1]，2020 年全球肝癌的年新发病例为 90.6 万例，年龄标化发病率为 9.5/10 万，居恶性肿瘤的第 6 位，2020 年全球肝癌死亡数为 83.0 万例，年龄标化死亡率为 8.7/10 万，居全球常见恶性肿瘤死因第 3 位。肝癌在我国尤其高发，有数据显示 2015 年我国肝癌发病人数为 37.0 万例，占同期全国恶性肿瘤发病的 9.4%[2]，肝癌发病粗率、中标率和世标率分别为 26.9/10 万、17.6/10 万和 17.4/10 万[3]。2015 年我国肝癌死亡病例数为 32.6 万例，全国肝癌死亡率为 23.7/10 万[3]。患者 5 年生存率仅为 12.1%[4]。肝细胞肝癌是最常见的肝癌类型，占全球所有原发性肝癌的 75% ~ 85%[5]。

该患者于 2019 年 11 月 27 日行"部分肝切除"，术后 7 个月复查提示有转移征象，2020 年 2 月继续就诊，经评估无手术指征，2020 年 3 月 3 日开始给予仑伐替尼 12mg po qd ＋帕博利珠单抗 200mg 静脉滴注 d1 治疗，以该方案治疗 10 个周期，治疗过程顺利，未见显著不良反应。2022 年 2 月，患者感明显乏力不适，完善激素水平检查提示皮质醇严重减低，相应垂体释放激素水平显著降低，考虑免疫相关性垂体炎，延缓免疫治疗计划后给予泼尼松口服治疗，症状显著缓解。于 2022 年 3 月 20 日续行 13 ~ 16 周期靶向联合免疫治疗，患者在该种治疗方案下获得了共计 29 个月的生存期。后因肿瘤进展，经临床评估后患者于 2023 年 1 月 4 日开始靶向药物瑞戈非尼片 120 ~ 160mg qd po d1 ~ d21 治疗，至 2023 年 3 月 19 日患者已完成 2 个周期治疗。

四、病例点评

肝细胞肝癌恶性程度较高，患者预后差，仑伐替尼＋帕博利珠单抗对比仑伐替尼＋安慰剂作为晚期 HCC 患者一线治疗的安全性和疗效的期临床研究即 LEAP-002 研究[6]，2022 年 8 月 3 日官网宣布研究未达到双研究终点 OS 和 PFS，但该患者在该种治疗方案下获得了比较长的生存期。这提示我们，在确定患者治疗方案时，除了依据指南选择已有方案之外，可以参与新药新疗法实验或许能使患者尽早受益，为患者争取较长的生存期。

治疗的过程中该患者发生了免疫相关性垂体炎，尽管肿瘤的免疫治疗在多种癌症中取得了比较好的效果，但同时也会导致患者发生自身免疫不良反应概率上升，其原因可能在于免疫治疗会对机体免疫产生影响，导致免疫系统对自身正常组织的错误识别和攻击。若患者出现相关症状可根据患者病情暂缓免疫治疗，及时给予激素治疗，待症状缓解后再续行治疗。并且后续该患者肿瘤进展，根据病情调整治疗方案后，患者治疗效果尚可，再一次说明，肿瘤患者个体化治疗的重要性。

（病例提供：肖　蕾　新疆医科大学第一附属医院）

（点评专家：张　华　新疆医科大学第一附属医院）

参考文献

[1]Sung H，Ferlay J，Siegel RL，et al.Global Cancer Statistics 2020：GLOBOCAN Estimates of Incidence and Mortality Worldwide for 36 Cancers in 185 Countries[J].CA

Cancer J Clin，2021，71（3）：209-249.

[2]郑荣寿，孙可欣，张思维，等.2015年中国恶性肿瘤流行情况分析[J].中华肿瘤杂志，2019，41（1）：19-28.

[3]安澜，曾红梅，郑荣寿，等.2015年中国肝癌流行情况分析[J].中华肿瘤杂志，2019，41（10）：721-727.

[4]Zeng H，Chen W，Zheng R，et al.Changing cancer survival in China during 2003-15：a pooled analysis of 17 population-based cancer registries[J].Lancet Glob Health，2018，6（5）：e555-e567.

[5]Bray F，Ferlay J，Soerjomataram I，et al.Global cancer statistics 2018：GLOBOCAN estimates of incidence and mortality worldwide for 36 cancers in 185 countries[J].CA Cancer J Clin，2018，68（6）：394-424.

[6]Finn RS，Kudo M，Merle P，et al.Primary results from the phase Ⅲ LEAP-002 study：Lenvatinib plus pembrolizumab versus lenvatinib as first-line（1L）therapy for advanced hepatocellular carcinoma（aHCC）[C].Annual Meeting of the European-Society-for-Medical-Oncology（ESMO），ELECTR NETWORK，SEP 09-13，2022.

病例13 晚期结肠癌化疗联合靶向治疗

一、病历摘要

（一）病史简介

患者男性，64 岁，因"无明显诱因出现血便"于 2016 年 3 月 24 日入院。

现病史： 入院后消化科行腹部 CT 发现升结肠占位，考虑恶性病变。行肠镜检查取活检，病理示：（升结肠近回盲部）大肠黏膜绒毛状管状腺瘤，局灶高级别上皮内瘤变。于 2016 年 4 月 14 日在普外科行"腹腔镜右半结肠癌根治术"，术后病理：回盲部中-低分化腺癌，部分为黏液腺癌（肿瘤大小 $6.5 \times 5 \times 3cm$），侵及至浆膜层，两切端未见癌，肿物旁淋巴结（1/22）癌转移。免疫组化：Ki-67（+50%）、P53（-）、P170（+）、VEGF（+）、CK20（+），微卫星：PMS2（弱+）、MSH2（+）、MLH1（弱+）、MSH6（灶+）。

既往史： 2006 年外院诊断慢性支气管炎；否认高血压、糖尿病、冠心病病史。否认吸烟史，饮酒 10 余年，平均一周饮一次白酒，量约 50ml 左右。

家族史： 否认家族肿瘤疾病史。

（二）专科查体

体温 36.5 ℃，脉搏 78 次/分，呼吸 18 次/分，血压 121/70mmHg，身高 168cm，体重 72kg，KPS 90，NRS 0。腹部平坦，脐上可见长约 5cm 手术瘢痕，左右腹部可见 4 个长约 1cm 的腹腔镜手术瘢痕，右侧腹可见一 30cm 长倒"L"形手术切口瘢痕。腹软，全腹无压痛反跳痛，无液波震颤，全腹未触及包块，肝脾肋下未触及，肝-颈静脉回流征阴性，叩诊呈鼓音。移动性浊音（-），肝上界位于右锁骨中线上平第 5 肋间，肝区叩击痛（-）双侧肾区叩击痛（-）。听诊肠鸣音正常，4 次/分，未闻及振水音及血管杂音。

（三）辅助检查

1. 2016 年 3 月 25 日腹部 CT：①升结肠占位性病变，考虑恶性病变，建议进一步检查；②升结肠憩室；③肝右叶低密度影，考虑囊肿；④前列腺增生。

2. 2016 年 3 月 29 日肠镜病理：升结肠近回盲部：大肠黏膜绒毛状管状腺瘤，局灶高级别上皮内瘤变。

3. 2016 年 4 月 16 日术后病理：回盲部中 – 低分化腺癌，部分为黏液腺癌（肿瘤大小 6.5cm × 5cm × 3cm），侵及至浆膜层，两切端未见癌，肿物旁淋巴结（1/22）癌转移。免疫组化表达：Ki–67（+50%）、P53（–）、P170（+）、VEGF（+）、CK20（+），微卫星：PMS2（弱 +）、MSH2（+）、MLH1（弱 +）、MSH6（灶 +）。回盲部中 – 低分化腺癌。

4. 全身骨显像：①右侧肩关节点状放射性浓聚影，考虑炎性改变；②全身其余骨未见明显骨代谢异常病灶，建议定期复查。

5. 2016 年 5 月 3 日胸腹部 CT：①双肺下叶轻度支气管扩张并感染；②肺气肿；双下肺肺大疱；双肺微小结节，建议随访；③主动脉硬化；④结肠癌右半结肠根治术后；⑤肝脏多发囊肿；⑥前列腺增生。

二、诊疗经过

结合上述病史、辅助检查，诊断为结肠中低分化腺癌 Ⅲ B 期 $pT_3N_1M_0$ 术后。术后转入我科完善基线检查，于 2016 年 4 月 28 日至 10 月 1 日给予 XELOX 方案术后辅助化疗 8 个周期。具体用药：L–OHP 200mg，d1；卡培他滨 1500mg/ 早餐后半小时，2000mg/ 晚餐后半小时，d1 ~ d14 天；q21 天。2020 年 5 月定期复查发现肿瘤标志物升高：CA199 179.88U/ml，CEA 3.73ng/ml，CA50 62.10U/ml。腹部 CT：肝左内叶病变，肝右叶密度不均匀减低，肝内胆管扩张，肝门区胆管显示不清，肝门区稍大淋巴结，较 2019 年 10 月 15 日新增。腹部 MRI 及 MRCP：①肝左内叶恶性肿瘤性病变并挤压肝门部胆管及肝总管，结合病史，考虑转移；②肝内胆管扩张。影像学评效 PD。经 MDT 讨论，于 2020 年 6 月 5 日在普外科行"胆囊切除、肝门部肿瘤切除术、肝门部胆管成形、胆肠吻合术"。术后病理：肝组织中见中 – 低分化腺癌浸润，符合结肠癌肝转移。患者术后达 NED 状态，经 MDT 讨论后建议术后定期复查随访，病情平稳（病例 13 图 1）。

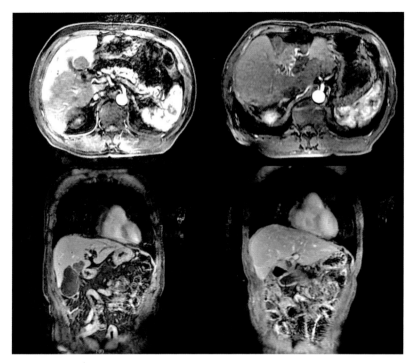

病例13图1　腹部MRI

2021年4月复查胸腹部CT及腹部MRI均发现右中下腹皮下结节影，直径约1.8cm，考虑转移。进一步行PET/CT：右侧侧腹壁软组织密度结节，FDG代谢增高，考虑腹壁转移可能；评效PD。于2021年04月08日至10月27日予以FOLFIRI＋贝伐珠单抗方案化疗12周期，化疗期间胃肠道反应0度，骨髓抑制Ⅰ度，治疗期间影像学评效PR。于2021年11月23日至2023年4月14日予以卡培他滨＋贝伐珠单抗维持治疗14周期，治疗期间影像学评效SD（病例13图2），后患者因个人原因中止治疗。

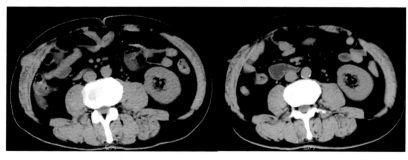

病例13图2　腹部CT

　　2023 年 8 月复查胸腹部 CT：右侧腹壁肿物皮下脂肪间隙见大小约
6.0cm×4.2cm 的混杂密度影。行腹壁肿物穿刺活检，病理：（腹壁肿物穿刺）纤维
组织中见黏液样物沉积伴大片坏死，提示肿瘤性病变。基因检测：KRAS 基因突变，
TMB：9.01Muts/Mb。经 MDT 讨论，结合患者既往治疗及目前身体状况，于 2023 年
8 月 21 日开始再次予以卡培他滨＋贝伐珠单抗方案化疗，化疗后右侧腹壁肿物不
断缩小，2023 年 12 月 26 日复查胸腹部 CT：右侧腹壁肿物皮下脂肪间隙见大小约
3.9cm×3.1cm 的混杂密度影。评效 PR（病例 13 图 3），目前仍在治疗中。

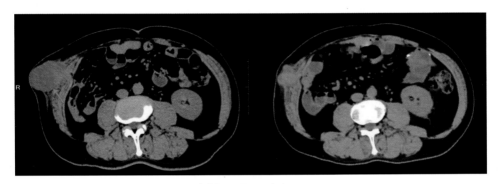

病例13图3　腹部CT

三、病例讨论

　　该患者 2016 年 3 月肠镜病理明确"结肠癌"，行"结肠癌根治术"后，依据
结肠癌 CSCO 指南，术后联合化疗方案选用 XELOX。2020 年 05 月腹部 MRI 及
MRCP：肝左内叶恶性肿瘤性病变并挤压肝门部胆管及肝总管，结合病史，考虑肝
转移，评效 PD。MDT 讨论后鉴于肿瘤位于肝门部，短期内出现梗阻黄疸的可能性
大，若新辅助化疗作用有限，导致无手术机会，遂直接行"胆囊切除、肝门部肿瘤
切除术，肝门部胆管成形、胆肠吻合术"，术后达 NED 状态，复查随访病情稳定。
2021 年 4 月发现右侧腹壁转移结节，一线化疗方案选用 FOLFIRI ＋贝伐珠单抗，
评效 PR。后给予维持治疗，维持治疗阶段采用毒性较低的卡培他滨＋贝伐珠单抗，
患者因个人原因中止治疗，4 个月后腹壁转移结节再次增大，如何让患者以最小代
价，换取最大程度的临床获益，做好疾病的全程管理，经 MDT 讨论，结合既往治
疗及基因检测结果，再次启动卡培他滨＋贝伐珠单抗方案化疗，化疗期间评效 PR，
常规治疗及随访中。

四、病例点评

结肠癌是最常见的消化道肿瘤之一，是起源于结直肠的黏膜层的上皮细胞的恶性肿瘤。据 2020 年全球癌症统计报告显示，结肠癌居全球发病谱第 3 位和死因谱第 2 位[1]。结肠癌治疗的关键在于早期诊断及早期治疗，手术治疗仍然是结直肠癌治疗的首选方法，化疗被用作手术治疗的辅助措施。近些年随着医疗水平的进步，各种诊疗方法的不断出现和发展完善，结肠癌的总体生存期有了一定程度的提高，但是预后仍然不够理想，个体化差异较大，对于Ⅲ期结肠癌，术后辅助化疗能延长 5 年无病生存率及总生存率[2]。因此，上述结肠癌患者在手术治疗后应进行 3 ~ 6 个月的辅助化疗，可选择的治疗方案有 FOLFOX、CapeOX、5-FU + LV 或卡培他滨单药（Ⅰa 类证据，A 级推荐）。XELOX 方案化疗是目前结直肠癌术后辅助化疗方案的一线方案，患者的耐受性较好，不良反应相对较小，该方案较完全静脉化疗方案（如 FOLFOX 或 FOLFIRI）来说，治疗效果无明显差异，但是患者化疗次数减少，同时不需要持续泵入化疗药物，带来更多的依从性。结直肠癌肝转移是一把"双刃剑"，是导致结直肠癌患者最常见的死亡原因，但在绝大多数恶性肿瘤中，结肠癌肝转移预后相对最佳。结直肠血液主要经门静脉直流入肝，肝转移是结直肠癌血行转移最常见的靶器官。15% ~ 25% 的结直肠癌患者在确诊时即合并肝转移，而另有 15% ~ 25% 的患者将在结直肠癌原发灶根治术后发生肝转移[3]。未经治疗的肝转移患者的中位生存期仅 6.9 个月，无法切除患者的五年生存率低于 5%。而肝转移灶能完全切除［或可以达到"无疾病证据（no evidence of disease，NED）"状态］患者的中位生存期为 35 个月，五年生存率可达 30% ~ 57%。通过 MDT 对结直肠癌肝转移患者进行全面的评估，个性化地制订治疗目标，开展相应的综合治疗，甚至少部分肝转移患者还可获得治愈机会。伴随着 MDT 模式的深入，规范化诊疗水平不断提高，为结肠癌肝转移患者提供最大限度的生存获益。单打独斗不敌群策群力，外科以手术为主，内科以药物为主，不同学科与不同人之间对于疾病的认知和理解也并不相同，肿瘤的治疗需 MDT 配合，个体化诊疗。同时开展 RAS 基因检测，BRAF 基因检测，错配修复基因检测（MMR）/ 微卫星不稳定性检测（MSI）和 HER2 基因检测。在确定综合治疗方案时，应基于精准诊断、精准治疗，并结合病人病情制订个体化诊疗方案。结直肠癌肝转移灶达到 NED 后，对患者进行密切的随访，了解有无肝转移复发或出现其他远处转移的可能，达到 NED 状态后可以极大延长患者的生存获益，但最终仍会出现病情进展。对于晚期一线治疗，FOLFIRI 方案联用贝伐珠单抗提高了晚期结直肠癌患者治疗的有效率和临床获益率，并延长了 PFS，不良反应患者可以耐受[4]。贝伐珠单抗为人源化的 VEGF 单克隆抗体，联合化疗作为不可切除的结直肠癌肝转移一线治疗有良好的效果[5~7]。同样，贝伐珠单抗在肿瘤进展后的二线治疗上疗效也得到了证实（Ⅲ b 类证据，B 级推荐）。贝伐珠单抗联合卡培他滨维持治疗在晚期大肠癌的治疗效果显著，且对肝、肾功能无明显损害，安全性可靠[8]。患者在停药短短数月内再次出现了疾病进展，腹壁转移灶不可切除，治疗目标也转变为以降低肿瘤负荷、控制疾病进展、延长生存期为主。从治疗方案的选择来讲，结合基因检测结果，靶向治疗首选贝伐珠单抗，化疗药物仍采取卡培他滨口服，截至目前总生存期已接近 8 年，患者仍在持续获益。

（病例提供：董雅璐　中国人民解放军新疆军区总医院）

（点评专家：卢　宁　中国人民解放军新疆军区总医院）

参考文献

[1]Sung H，Ferlay J，Siegel RL，et al.Global Cancer Statistics 2020：GLOBOCAN Estimates of Incidence and Mortality Worldwide for 36 Cancers in 185 Countries[J].CA Cancer J Clin，2021，71（3）：209-249.

[2]Chang W，WeiY，Ren L，etal.Randomized Controlled Trial Intraportal Chemotherapy Combined With Adjuvant Colon Chemotherapy（mFOLFOX6）for Stage Ⅱ and Ⅲ Cancer[J].Ann Surg 263：434-9，2016.

[3]中国医师协会外科医师分会，中华医学会外科学分会胃肠外科学组，中华医学会外科学分会结直肠外科学组，等.中国结直肠癌肝转移诊断和综合治疗指南（2023版）[J].中华消化外科杂志，2023，22（1）：1-28.

[4]时淑珍，于韦韦，张捷，等.贝伐珠单抗联合FOLFIRI方案一线治疗转移性结直肠癌的临床研究[J].癌症进展，2013，11（5）：461-479.

[5]Saridaki Z，Papadatos-Pastos D，Tzardi M，et al.BRAF mutations，microsatellite instability status and cyclin D1 patients' expression outcome[J].Br Cancer，2010，

102：1762-1768.

[6]Maughan TS，Adams RA，et al.Addition of cetuximab to first-line combination chemotherapy advanced colorectal cancer：results of the randomised phase 3 MRC COIN trial[J].Smith oxaliplatin-based for treatment Lancet，2011，377：2103-2114.

[7]Douillard Jean-Yves，Siena Salvatore，Cassidy James，et al.Randomized，phase with infusional fluorouracil，（FOLFOX4）Versus FOLFOX4 I trial leucovorn alone as first-line treatment in patients with previously reated metastatic colorectal cancer：the PRIME study[J].Jncol，2010，28：4697-705.

[8]陈华，徐海霞，武翔.贝伐珠单抗联合卡培他滨化疗对晚期大肠癌疗效研究[J].创伤与急危重病医学，2021，9（5）：391-393.

病例14 胆管癌综合治疗

一、病历摘要

（一）病史简介

患者男性，55岁，因"B超发现肝脏占位"，2021年6月在当地医院完善肝脏超声造影，提示"肝右前叶上段实性灶，考虑肝癌"，于2021年7月8日入院。

现病史： 患者入院前未出现腹胀、腹泻、恶心、呕吐、黄疸、呕血黑便，无肝区疼痛。入院后完善检查明确诊断为"肝恶性肿瘤（$pT_{1b}N_1M_0$）、慢性乙型病毒性肝炎"。

既往史： 患者长期吸烟史10支/日，长期饮酒史600g/月。

家族史： 有肝癌、乙型病毒性肝炎相关家族史。

（二）专科查体

体温36.5℃，心率92次/分，呼吸20次/分，血压113/65mmHg，BSA 1.84m²，BMI 25.9，PS 1分，NRS 0分，营养1分。全身浅表淋巴结无触及肿大。腹部平坦，呼吸运动正常，无腹肌紧张，无压痛，无反跳痛，未触及液波震颤，在腹部，可见4个横行，约5cm×3cm，陈旧性瘢痕，愈合可。肠鸣音正常，4次/分，未闻及血管杂音。

（三）辅助检查

2021年7月8日术前CT：肝右叶稍低密度结节影，边界欠清。

2021年7月8日MRI提示：肝S8段异常信号占位。

2021年7月13日术后病理：肿瘤单灶，最大径2.7cm，肝脏组织学类型：低分化腺癌，符合胆管细胞癌，切缘阳性，被膜侵犯（-），淋巴管栓（-），肝内播散（-），未送检淋巴结，基因检测提示：FGFR2exon17-STK32C exon3融合，TP53 E271V变异，免疫组化提示：MMR/MSI微卫星稳定，PD-L1阳性（30%）。

2021 年 10 月 21 日术后复查 CT（病例 14 图 1）：①患者系肝恶性肿瘤术后：肝顶部低密度，考虑术后表现，较前变化不大；②胆囊炎；③右肺上叶及双肺叶间胸膜走形区结节，同前相仿；④右肺下叶纤维索条、钙化灶；⑤胃未充盈，胃壁略显增厚，必要时建议结合胃镜检查；⑥腹部 CTA 示：左侧双支肾动脉。

2022 年 4 月 13 日 MRI：①肝恶性肿瘤术后，肝顶部异常信号，未见明显异常强化，与前片相比，变化不大，请随诊；②慢性胆囊炎；③肝大、脾大。

2022 年 6 月 29 日 PET-CT：腹膜后淋巴结肿大伴 FDG 代谢增高，考虑转移性淋巴结。

二、诊疗经过

结合上述病史、辅助检查，诊断为肝恶性肿瘤（胆管细胞癌）$pT_{1b}N_1M_0$ Ⅲ B 期。

手术治疗：患者于 2021 年 7 月 13 日行"达芬奇机器人辅助下腹腔镜下肝病损切除＋腹腔镜下肠粘连松解术"。术后患者症状减轻出院。

介入治疗：完善相关检查，排除禁忌证后于 2021 年 9 月 6 日局麻下行肝动脉灌注化疗栓塞术，病情稳定后出院。

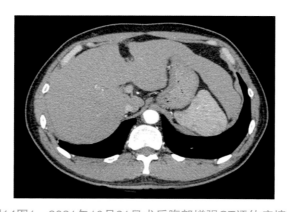

病例14图1　2021年10月21日术后腹部增强CT评估病情稳定

一线治疗：术后复查未见明显异常，评估患者病情稳定，后分别于 2021 年 10 月 21 日开始给予 5 周期化疗，具体方案：奥沙利铂 240mg 静脉滴注 d1 ＋卡培他滨 2000mg 口服 2 周，休息 1 周 q3w。之后患者进入短期随访阶段，情况评估为基本稳定。一线治疗 PFS 达 8 个月。

二线治疗：2022 年 6 月 24 日 PET-CT 检查提示有淋巴结转移。经 MDT 专家讨论后，制订 GP 方案化疗联合免疫治疗方案。于 2022 年 6 月 30 日开始按吉西他滨 1600mg iv d1、d8 ＋顺铂 40mg iv d1、d8 ＋信迪利单抗 200mg iv d8 方案完成第 1 周期治疗，患者未出现不适。于 2022 年 7 月 20 日原方案行第 2 周期治疗，之后在当地接受 4 周期治疗，期间多次出现Ⅲ度骨髓抑制反应。

放射治疗：2022 年 12 月 26 日再次住院，于 2022 年 12 月 30 日针对腹膜后下腔静脉旁转移淋巴结进行 5 野调强放疗，DT ＝ 42Gy/3Gy/14F，完成 14 次放疗后无特殊不适。后于 2023 年 3 月复查，评估病情稳定（病例 14 图 2）。

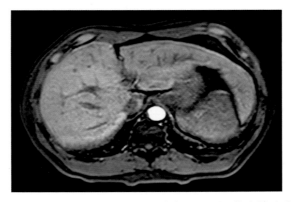

病例14图2　2023年3月14日放疗后MRI评估病情稳定

出院后患者每 3 周定期接受信迪利单抗 200mg 静脉滴注免疫治疗，至今患者完成 2 次免疫治疗，病情稳定。

三、病例讨论

患者确诊后于 2021 年 7 月 13 日行"达芬奇机器人辅助下腹腔镜下肝病损切除＋腹腔镜下肠粘连松解术"。3 个月后在局麻下行肝动脉灌注化疗栓塞术，病情稳定后出院，患者术后病情稳定，分别于 2021 年 10 月 21 日开始给予 5 周期化疗，具体方案：奥沙利铂 240mg 静脉滴注 d1 ＋卡培他滨 2000mg 口服 2 周，休息 1 周 q3w。之后短期随访，患者情况基本稳定。术后 9 个月，复查提示有淋巴结转移征象，经 MDT 专家讨论后，制定 GP 方案化疗联合免疫治疗方案。于 2022 年 6 月 30 日开始按吉西他滨 1600mg iv d1、d8 ＋顺铂 40mg iv d1、d8 ＋信迪利单抗 200mg iv d8 方案完成共计 6 周期治疗，期间多次出现Ⅲ度骨髓抑制反应。半年后针对腹膜后下腔静脉旁转移淋巴结进行 5 野调强放疗，完成 14 次放疗后无特殊不适。此后患者继续使用信迪利单抗，至今已完成 2 次免疫治疗，病情稳定。

四、病例点评

胆道肿瘤（BTC）起源于胆囊及胆管的恶性肿瘤的总称，其发病率约占所有消化系统肿瘤的 3%，占原发性肝癌的 10% ~ 15%[1]，其分型包括胆囊癌（GBC）、肝内胆管癌（ICC）和肝外胆管癌（ECC）。目前所有指南认为手术治疗仍旧是 ICC 患者首选的可能根治的治疗方法，但肝内胆管细胞癌术后复发概率较高[2]。患者术后为进一步清除肝内可能残存的肝癌细胞，降低复发高峰期的复发率进行了肝动脉灌注化疗栓塞术。有研究发现，术后接受卡培他滨辅助治疗的患者，中位总体生存时间、中位无复发生存时间都较对照组长[3]。该患者于手术＋奥沙利铂联合卡培他滨化疗 9 个月后，仍出现复发情况，经 MDT 讨论后改变化疗联合免疫治疗方案，并进行放疗，到 2023 年 3 月 19 日患者已获得 20 个月的生存期。基于患者的基因检测结果：FGFR2exon17–STK32C exon3 融合，TP53 E271V 变异，免疫组化提示：MMR/MSI 微卫星稳定，PD–L1 阳性（30%），若后续现行免疫治疗方案失败，则可以考虑使用 FGFR 抑制剂如佩米替尼或者 PD–L1 抑制剂如纳武单抗等治疗。既往的经验和研究提示我们：针对肝癌患者不同的病情进展情况，应采用包括放化疗及免疫治疗结合的多种治疗方式，并且在治疗失败后及时调整方案，可能获得较好的临床效果，帮助患者获得尽可能长的生存期。

（病例提供：肖　蕾　新疆医科大学第一附属医院）

（点评专家：朱海鹏　克拉玛依市中心医院）

参考文献

[1]Khan SA，Tavolari S，Brandi G.Cholangiocarcinoma：Epidemiology and risk factors. Liver Int[J].2019，39 Suppl 1：19–31.DOI：10.1111/liv.14095. Epub 2019 Mar 24.

[2]喻彦熹，吴忠均，唐伟，等.肝内胆管癌国际临床实践指南和共识的诊疗建议比较[J].中华外科杂志，2023，61（4）：297–304.DOI：10.3760/cma.j.cn112139-20221125–00495.

[3]Primrose JN，Fox RP，Palmer DH，et al.Capecitabine compared with observation in

resected biliary tract cancer（BILCAP）: a randomised, controlled, multicentre, phase 3 study[J].Lancet Oncol，2019，20（5）: 663-673.DOI: 10.1016/S1470-2045（18）30915-X.

病例15

胰腺恶性肿瘤晚期一线治疗

一、病历摘要

（一）病史简介

患者男性，54岁，于2021年元旦期间饮酒1周后出现上腹部持续性饱胀感，无发热，无恶心、呕吐、腹痛、腹泻，无血便、黑便，就诊于当地医院完善相关检查考虑急性胰腺炎，给予内科保守治疗。1周后好转出院。

现病史：2021年11月24日无明显诱因出现皮肤、巩膜黄染，小便呈茶色，大便次数增多，3～4次/日，呈陶土色。2021年12月2日完善腹部核磁及腹部CT考虑胰头占位性病变。2021年12月10日就诊我院，完善相关检查：男性肿瘤标志物：CA19-9：42.58U/ml，CA50＞180.00U/ml。腹部超声：胰腺头部实性占位。2021年12月17日行"胰十二指肠切除术"，术后病理：中低分化导管腺癌。明确诊断为：胰腺恶性肿瘤（中低分化腺癌 $T_3N_0M_0$ ⅢA期），术后行7周期"GEMCAP"方案化疗[1]（末次化疗时间：2022年6月），此后定期复查，未见明显复发及转移病灶。2023年1月12日当地医院完善腹部核磁，提示肝占位性病变，考虑转移。于2023年3月24日因"胰腺癌术后1年3个月，上腹间断性疼痛1周"就诊于我院。

既往史：间断饮酒，发病后戒酒。

家族史：否认家族肿瘤病史。

（二）专科查体

体温36.5℃，脉搏66次/分，呼吸18次/分，血压113/78mmHg，BSA 1.91m²，BMI 26，KPS 90分；NRS 0分。神志清，精神尚可，全身浅表淋巴结无肿大及压痛。皮肤、巩膜未见黄染。腹部平坦，未见腹壁静脉曲张，右下腹可见约5cm斜形陈旧性手术瘢痕，脐部以下可见6cm纵行陈旧性手术瘢痕，均愈合良好。腹软，全腹无明显压痛。未触及腹部包块，肝、脾、胆囊肋下未触及，Murphy征（－），肠鸣音正常。

（三）辅助检查

1. 2021 年 12 月 10 日肿瘤标志物：CA19–9 42.58U/ml，CA50 ＞ 180.00U/ml。

腹部超声：胰腺头部实性占位；主胰管扩张；肝内、外胆管扩张；胆囊体积增大，囊壁毛糙。

2. 2023 年 1 月 12 日肿瘤标志物：铁蛋白 361ng/ml，胃蛋白酶原 I 27.1ng/ml。

CT（病例 15 图 1）：胰腺恶性肿瘤术后化疗后改变，肠系膜血管走行区多发淋巴结增大；肝实质密度减低伴散在稍低密度灶，不均质脂肪肝？

3. 2023 年 3 月 22 日肿瘤标志物：CA50：26.65U/ml，胃泌素释放肽前体 19.21pg/ml。

腹部核磁（病例 15 图 2）：胰腺恶性肿瘤术后化疗后改变，较 2022 年 3 月 24 日影像片对比肝 S6 段占位性病变新发，考虑转移。

CT（病例 15 图 3）：胰十二指肠切除术后改变，胰腺体尾部片状低密度影并不均匀强化，考虑复发？转移？腹腔渗出改变，盆腔少许积液，腹腔多发淋巴结影，考虑转移；增强后肝左叶斑片状不均匀强化影；结肠肝区及横结肠管壁水肿毛糙；组评测肾上腺增粗，考虑增生，不除外转移。

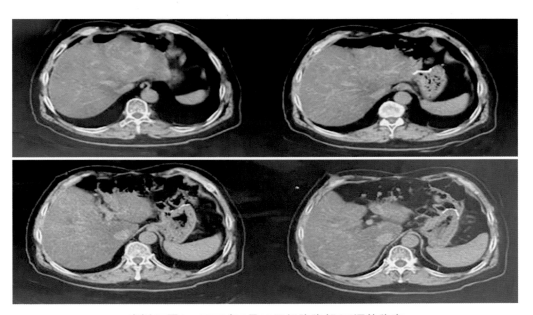

病例15图1　2023年1月12日经胸腹部CT评估稳定

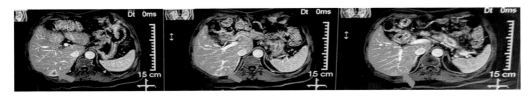

病例15图2　2023年3月22日经腹部MRI提示肝转移

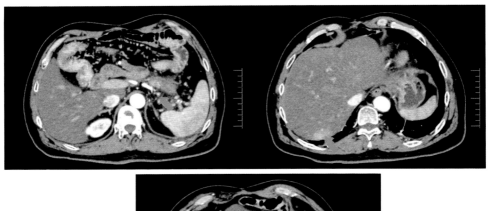

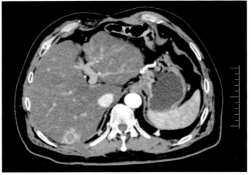

病例15图3　2023年3月24日胸腹部CT提示胰腺复发、肝转移

二、诊疗经过

2021年12月17日行"胰十二指肠切除术"治疗[2]。术后予以7周期"GEMCAP"方案化疗。

2023年3月24日就诊于我院完善肿瘤标志物、胸腹部CT（病例15图3）、全身骨显像等相关检查后，综合病史、辅助检查，诊断为胰腺恶性肿瘤术后（中低分化癌 $rT_3N_xM_1$ Ⅳ期）肝继发恶性肿瘤 腹腔淋巴结继发恶性肿瘤。于2023年4月1日至7月30日行6周期"紫杉醇（白蛋白结合型）＋替吉奥"方案化疗[3~4]。化疗后出现Ⅲ度骨髓抑制，轻度胃肠道反应。每两周期复查CT动态观察，疗效评价为SD。

三、病例讨论

患者中年男性，胰腺癌根治术后行 7 个周期"GEMCAP"方案化疗，末次治疗时间为 2022 年 6 月。此后定期复查提示病情稳定。患者于 2023 年 3 月因腹部疼痛，呈隐痛，完善相关检查提示胰腺复发或转移、肝脏继发恶性肿瘤、腹膜后继发恶性肿瘤。治疗结束 8 个月后出现肿瘤转移。

根据 2022 年胰腺恶性肿瘤 CSCO 诊疗指南[5]，针对体能状态良好的晚期患者可选择：吉西他滨＋紫杉醇（白蛋白结合型）、FOLFIRINOX 方案、吉西他滨单药、替吉奥单药、吉西他滨联合尼妥珠单抗（KRAS 野生型）、含铂类的方案（存在 BRCA1/2 胚系突变），对于治疗大于等于 16 周后仍无疾病进展的患者，考虑奥拉帕利维持治疗[6~7]。

基因检测结果：KRAS 突变、BRCA1/BRC2 突变阴性。

由于患者术后辅助治疗方案为：吉西他滨＋卡培他滨，化疗结束后仅 8 个月就出现肿瘤转移，经全科室讨论后建议患者行"紫杉醇（白蛋白结合型）＋替吉奥"方案化疗[2,8]。

患者于 2023 年 4 月 1 日至 7 月 30 日行 6 周期方案化疗后完善胸腹部 CT 提示病情稳定（SD）（病例 15 图 4、图 5）。

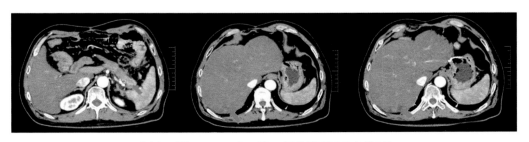

病例15图4　2023年5月17日胸腹部CT疗效SD

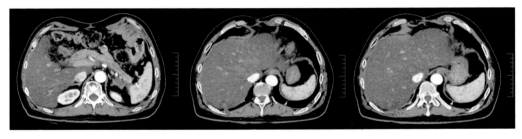

病例15图5　2023年6月29日胸腹部CT疗效SD

四、病例点评

胰腺癌是消化道常见的恶性肿瘤之一，在肿瘤领域素有"癌症之王"的称号[5]。胰腺癌确诊后的 5 年生存率为 10%，是预后最差的恶性肿瘤之一。胰腺癌临床症状隐匿且不典型，是诊断和治疗都很困难的消化道恶性肿瘤，约 90% 为起源于腺管上皮的导管腺癌。其发病率和死亡率近年来明显上升[4]。胰腺癌早期的确诊率不高，手术死亡率较高，而治愈率很低。本病发病率男性高于女性，男女之比为（1.5 ~ 2）：1，男性患者远较绝经前的妇女多见[9]，绝经后妇女的发病率与男性相仿。胰腺癌诊治困难主要在于其起病隐匿、转移迅速。

转移性胰腺癌治疗的目的和原则：①对于转移性胰腺癌，以化学治疗为基础的综合治疗有利于减轻症状，延长生存期和提高生活质量；②对于寡转移胰腺癌，以化疗为基础，放疗对病灶选择性治疗的综合治疗更有利于减轻症状、提高局部控制率和延长生存期。

一线化疗方案应根据患者体能状态进行选择。对于体能状态良好的患者，可考虑联合方案；体能状态较差的患者选择单药化疗或最佳支持治疗；对于伴有肝转移、肺转移等的患者，可在全身肿瘤控制良好的情况下，对转移灶和原发灶选择性地进行动脉栓塞化疗、射频消融等介入治疗。对于远处转移（转移灶数目及器官有限）的胰腺癌患者，可通过照射原发灶或转移灶，实施缓解梗阻、压迫或疼痛以及提高肿瘤局部控制为目的的放射治疗。仅照射原发灶及引起症状的转移病灶，照射剂量根据病变大小、位置及耐受程度判定给予常规剂量或高剂量。一项国内开展的 II 期临床研究，在晚期胰腺癌中，白蛋白结合型紫杉醇联合替吉奥（NS 方案）一线治疗后替吉奥（S）维持治疗，PFS 为 6.2 个月，OS 为 13.6 个月。

该患者中年男性，一般情况尚可，目前肿瘤处于晚期，经全科室讨论后"紫杉醇（白蛋白结合型）＋替吉奥"方案化疗，待全身肿瘤控制稳定后再根据治疗后评估结果决定是否行局部治疗。

（病例提供：如克亚克丽·力提甫　中国人民解放军新疆军区总医院）

（点评专家：朱永安　中国人民解放军陆军第 947 医院）

参考文献

[1]Le DT，Durham JN，et al.Mismatch repair deficiency predicts response of solid tumors to PD-1 blockade[J].Science，2017，357（6349）：409-413.

[2]Marabelle A，Le DT，Ascierto PA，et al.Efficacy of pembrolizumab in patients with noncolorectal high microsatellite instability/mismatch repair-deficient cancer：results from the phase Ⅱ KEYNOTE-158 study.J Clin Oncol，2020，38（1）：1-10.

[3]Von Hoff DD，Ervin T，Arena FP，et al.Increased survival in pancreatic cancer with nab-paclitaxel plus gemcitabine[J].N Engl Med，2013，369（18）：1691-1703.

[4]Serafini S，Sperti C，Friziero A，et al.Systematic Review and Meta-Analysis of Surgical Treatment for Isolated Local Recurrence of Pancreatic Cancer[J].Cancers（Basel），2021，13（6）：1277.

[5]Zhu X，Cao Y，Liu W，et al.Stereatactic body radiotheraphy plus pembrolizumab and trametinib versus stereatactic body radiotheraphy plus gemcitabine for locally recurrent pancreatic cancer after surgicl resection：an open-label，randomised，controlled，phase 2 trail[J].Lancet Oncol，2022，23（3）：e105-115.

[6]Zimmermann FB，Jeremic B，Lersch C，et al.Dose escalation of concurrent hypofrctionated radiotherapy and continuous infusion 5-FU-chemotheraphy in advanced adenocarcinoma of the pancreas[J].Hepatogastroenterology，2005，52（61）：246-250.

[7]Golan T，Hammel P，Reni M，et al.Maintenance plaparib for germline BRCA-mutated metastatic pancreatic cancer[J].N Engl J Med，2019，381（4）：317-327.

[8]Zhang W，Du C，Sun Y，et al.Nab-paclitaxel plus S-1 as first-line followed by S-1 maintenance for advanced pancreatic adenocarcinoma：a single-arm phase Ⅱ trial[J].Cancer Chemother Pharmacol，2018，82（4）：655-660.

[9]Petrioli R，Torre P，Pesola G，et al.Gemcitabine plus nab-paclitaxel followed by maintenance treatment with gemcitabine alone as first-line treatment for older adults with locally advanced or metastatic pancreatic cancer[J].J Geriatr Oncol，2020，1140：647-651.

病例16 | 肠外（腹膜后）胃肠间质瘤 多线治疗

一、病历摘要

（一）病史简介

患者男性，48岁。因"右肾肿瘤"于2011年4月24日入院。

现病史： 2011年4月6日在当地医院常规体检，行B超发现右肾区占位，进一步行腹部CT考虑"右肾肿瘤"，2011年4月24日收住我院泌尿外科。

既往史： 2011年4月在我院确诊"2型糖尿病"，给予30R门冬胰岛素皮下注射治疗。

（二）专科查体

生命体征平稳。一般情况可。神清，浅表淋巴结未触及肿大。皮肤巩膜无黄染，腹平软，肝脾肋下未及，右上腹压痛，无反跳痛。Murphy征阴性，移动性浊音（－）。

（三）辅助检查

肿瘤标志物：未见明显异常。血常规、凝血功能和肝肾功能正常。腹部CT：右中腹部巨大占位，考虑来源于十二指肠的恶性肿瘤，考虑：①十二指肠恶性间质瘤；②不除外淋巴瘤。

二、诊疗经过

2011年5月6日行"腹膜后包块切除、十二指肠憩室化、胃空肠吻合术"。术中于十二指肠后方可触及16cm×10cm大小包块，侵犯右肾周脂肪垫及十二指肠降部上段外侧壁，并包裹下腔静脉。切除部分外侧十二指肠壁，将肿块切除。行十二指肠憩室化手术。术后病理示：腹膜后肿物 15cm×11cm×8cm，（腹膜后）梭形细胞肿瘤，免疫组化示：FN（＋），SMA（－），vim（＋），Des（－），MyoD-1（＋），CD117（＋），CD34（＋），HMB45（－），Dog-1（＋），CD68（－），S-100（＋），Ki67（＋15%）。结合免疫组化诊断：（腹膜后）间质瘤（高危）。术后自 2011 年 5 月 18 日开始口服伊马替尼（400mg/d）行分子靶向治疗，服药期间患者无特殊不适，按期复查未见明确复发及转移病灶，于 2016 年 8 月自行停药。术前、术后 CT 影像对照见病例 16 图 1。

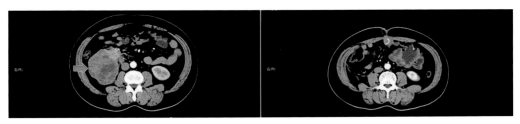

术前（2011 年 4 月 28 日）　　　　　　　术后（2011 年 6 月 20 日）

病例16图1　术前、术后CT影像对照

2018 年 2 月出现消瘦，至 5 月体重下降 10kg，我院行胸腹部 CT 示：①腹膜后间质瘤术后改变，右侧腰大肌旁及右肾上极周围占位，考虑复发。建议先口服"伊马替尼"抗肿瘤治疗，如肿瘤缩小，获得保留腔静脉血管机会，再行手术切除，于 6 月 13 日开始口服"伊马替尼 400mg/d"抗肿瘤治疗。服药后间断感乏力、胃部灼烧不适，对症治疗后症状减轻，8 月入院复查腹部 CT 提示腹膜后肿瘤明显缩小，提示治疗有效，患者咨询多家医院，建议继续口服"伊马替尼"治疗，不再建议手术。故患者一直坚持服用该药治疗。2019 年及 2020 年 1 月我院复查 CT 示病情稳定，故继续服用"伊马替尼"治疗。第一次复发治疗前后 CT 影像对照见病例 16 图 2。

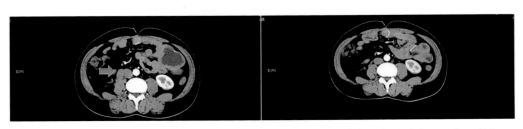

第一次复发治疗前（2018 年 5 月）　　　　伊马替尼治疗 2 个月后（2018 年 8 月）

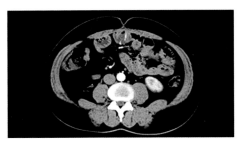

伊马替尼治疗19个月后（2020年1月）

病例16图2　第一次复发治疗前后CT影像对照

　　2020 年 9 月份开始出现腰部不适，11 月在我院查腹部 CT 见腹膜后肿瘤增大，考虑进展。请外科会诊不考虑手术，建议患者行基因检测，患者拒绝，遂按中国临床肿瘤学会（CSCO）间质瘤诊疗规范，予以二线靶向药物"舒尼替尼"治疗（剂量 50mg 1 次 / 日 服用 4 周停 2 周），服药耐受性尚可，血糖及血压基本正常。2021 年 1 月 27 日入院复查胸腹部 CT 示：①腹膜后间质瘤术后复发，右侧腰大肌旁、右肾下极周围病变较 2020 年 11 月 18 日明显增大并下腔静脉受累；小网膜内病变，较前新发。提示病情再次进展，停用舒尼替尼靶向治疗。完善基因检测示：靶向药物相关基因变异：KIT.pD572–P573dup，KIT.pD816G。靶向药物提示：可能获益药物：瑞戈非尼、伊马替尼。经科室讨论并征求患者本人意见，予 2021 年 2 月 26 日开始"伊马替尼增加剂量"治疗（剂量 600mg/d）。2021 年 4 月 12 日入院复查腹部 CT 结果提示：①腹膜后间质瘤术后复发，病变累及右侧腰大肌、右肾、右侧输尿管中、上段及右肾静脉、下腔静脉，病变范围较前（2021 年 1 月 28 日）增大；小网膜囊近胃底肿块较前增大。第二次进展治疗前后 CT 影像对比见病例 16 图 3。

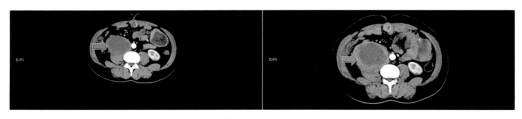

舒尼替尼治疗 2 个月后（2021 年 1 月）　　　伊马替尼加量治疗 1.5 个月后（2021 年 4 月）

病例16图3　第二次进展治疗前后CT影像对比

　　评估患者病情继续进展。遂调整为胃肠间质瘤的三线治疗：4 月 18 日开始瑞戈非尼片 80mg 口服 1 次 / 日 早餐后服用（持续 1 周），第二周调整剂量为：瑞戈非尼片 120mg 口服 1 次 / 日 早餐后服用。随后规律口服瑞戈非尼片 160mg 口服 1 次 / 日早餐后服用，用药 3 周，停药 1 周。5 月 31 日入院复查腹部 CT 提示：腹膜后间质瘤术后复发，病变累及右侧腰大肌、右肾、右侧输尿管中、上段及右肾静脉、下腔静脉，病变范围较前（2021 年 4 月 14 日）变化不大；小网膜囊近胃底肿块较前变化不大。提示病情平稳。继续原剂量瑞戈非尼片靶向治疗。2021 年 8 月 24 日复查腹部 CT：腹膜后间质瘤术后复发，右肾、右侧腰大肌间隙病变及右肾后方病变均较前（2021 年 6 月 3 日）增大，病变累及右侧腰大肌、右肾、右侧输尿管中、上段及右肾静脉、下腔静脉；小网膜囊近胃底肿块较前增大并囊壁较前增厚。评估病情进展（PD）。建议患者口服瑞派替尼靶向治疗，患者出院后未服用瑞派替尼药物靶向药物治疗，自行口服中药对症治疗（具体不详）。2022 年 2 月我院腹部 CT 显示各处病灶较前继续增大。给予对症支持治疗，患者于 2022 年 4 月在当地医院去世。三线治疗前后 CT 影像对照见病例 16 图 4。

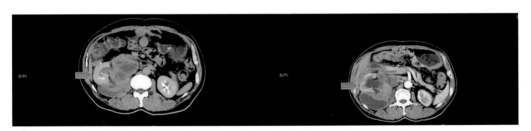

瑞戈非尼治疗 2 个月后（2021 年 6 月）　　　瑞戈非尼治疗 4 个月后（2021 年 8 月）

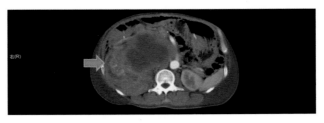

2022年2月

病例16图4　三线治疗前后CT影像对照

三、病例讨论

胃肠道间质瘤是一类起源于胃肠道间叶组织的肿瘤，占消化道间叶肿瘤的大部分，是具有多向分化潜能的原始间质干细胞及潜在恶性生物学行为的肿瘤，可以发生在消化道的任何部位，但最常发生于胃[1]。其生物学行为与癌症非常不同，临床经验已经证实化疗、放疗对胃肠道间质瘤不敏感，尤其是放疗。所以，临床治疗主要为外科手术和靶向药辅助治疗的模式。胃肠间质瘤术后复发很常见，可达55%～90%，大多数中高风险患者都会复发，平均复发时间就在手术后2～3年。对于复发转移的患者，5年生存率在25%～75.4%。辅助治疗应根据肿瘤部位、危险度分级、有无肿瘤破裂、基因分型及术后恢复状况来决定。研究显示，伊马替尼辅助治疗可有效改善术后无复发生存率。对于高度复发风险的胃肠间质瘤，术后伊马替尼辅助治疗3年对比治疗1年的3年无复发生存率分别为86.6%与60.1%[2～5]。伊马替尼是一种小分子蛋白激酶抑制剂，它具有阻断一种或多种蛋白激酶的作用[6～7]，是胃肠间质瘤新辅助和辅助治疗被批准的药物，也是晚期胃肠间质瘤一线治疗药物[8]。该患者在诊断腹腔肿瘤后及时进行了手术，有明确病理诊断依据。术后行伊马替尼辅助治疗5年。停药近2年后出现复发，再次给予伊马替尼治疗后仍然有效。约27个月后出现耐药进展。对于伊马替尼继发耐药情况，可通过将该药物剂量增加，利于患者取得显著效果，尤其对c-kit突变者[9]。此后又给予二、三线靶向药物舒尼替尼及瑞戈非尼治疗。并进行了基因检测指导靶向药物选择。

四、病例点评

对于原发可切除的胃肠间质瘤，手术切除是首选的治疗措施。但并不是所有人都适合手术。同时，放化疗对于胃肠间质瘤治疗效果甚微，而靶向药物是最好的选择[10]。

针对胃肠间质瘤根治术后辅助治疗，2022年胃肠间质瘤CSCO指南提示如果为非胃来源肿瘤，建议伊马替尼辅助治疗3年，而像该病例中的这一类高危患者，伊马替尼辅助治疗达到了5年。目前对于高危胃肠间质瘤是否需要延长伊马替尼辅助治疗时间缺乏前瞻性随机对照研究。中国回顾性分析显示，延长辅助治疗时间可能获得更高的无复发生存率。美国一项前瞻性单臂研究显示中高危胃肠间质瘤患者接受伊马替尼辅助治疗5年的5年无复发生存率达到90%，但辅助治疗最终时间的确认仍需等待进行中的对照研究结果[11]。

胃肠间质瘤遗传学上有KIT基因或PDGFRA活化突变。基因突变主要位点是c-Kit与PDGFRA，包括KIT9、11、13、17号外显子突变及PDGFRA基因的12、14、18号外显子突变。基因突变是胃肠间质瘤发生的驱动因素，也与肿瘤预后密切相关。中国专家共识、美国国立综合癌症网络（NCCN）指南等均推荐对胃肠间质瘤进行基因检测。

　　该患者为中年男性，诊断为肠外（腹膜后）间质瘤，高危型。整个诊疗过程历经手术；术后靶向辅助治疗；复发后一、二、三线靶向药物治疗。生存期达到 11年。能取得如此效果，与就诊过程诊疗规范、患者积极配合均密不可分。在诊疗过程中能够结合基因检测结果调整靶向药物种类及用量，也符合精准、靶向治疗目标。

（病例提供：王勇强　中国人民解放军新疆军区总医院）
（点评专家：卢　宁　中国人民解放军新疆军区总医院）

参考文献

[1]秦玲，李道明.野生型胃肠道间质瘤的临床病理特征及预后影响因素分析[J].河南医学研究，2022，31（20）：3707-3711.

[2]De Matteo RP，Ballman KV，Antonescu CR，et al.Adjuvant imatinib mesylate after resec-tion of localised，primary gastrointestinal stromal tumour：a randomised，double-blind，placebo-con-trolled trial[J].Lancet，2009，373（9669）：1097-1104.

[3]Li J，Gong JF，Wu AW，et al.Post-operative imatinib in patients with intermediate or high risk gas-trointestinal stromal tumor[J].Eur J Surg Oncol，2011，37（4）：319-324.

[4]Joensuu H，Ericsson M，Sundby Hall K，et al.One vs three years of adjuvant imatinib for operable gastrointestinal stromal tumor：a randomizedI trial[J].JAMA，2012，307（12）：1265-1272.

[5]Wu X，Li J，Xu W，et al.Postoperative imatinib in patients with intermediate risk gastrointestinal stromal tumor[J].Future Oncol，2018，14（17）：1721-1729.

[6]Khosroyani Homma M，Klug Lillian R，Heinrich Michael C.TKI Treatment Sequencing in Advanced Gastrointestinal Stromal Tumors[J].Drugs，2023，83（1）：55-73.

[7]DudziszŚledź Monika，Klimczak Anna，Bylina Elżbieta，et al.Treatment of Gastrointestinal Stromal Tumors（GISTs）：A Focus on Younger Patients[J].Cancers，2022，14（12）：2831-2831.

[8]Senchak Jordan，Ahr Katya，von Mehren Margaret.Gastrointestinal Stromal Tumors：

What Is the Best Sequence of TKIs? [J].Current treatment options in oncology，2022，23（5）：749-761.

[9]梁雪，畅通，胡思畅，等.胃肠道间质瘤的免疫治疗研究进展[J].细胞与分子免疫学杂志，2017，33（5）：715-718.

[10]眭玉霞，秦晓英，陈灵锋，等.胃肠道间质瘤靶向药物治疗相关基因突变临床分析[J].福建医药杂志，2022，44（05）：14-17.

[11]Chandrajit P.Raut，N.Joseph Espat，et al.Efficacy and Tolerability of 5-Year Adjuvant Imatinib Treatment for Patients With Resected Intermediate-or High-Risk Primary Gastrointestinal Stromal Tumor[J].JAMA Oncol，2018，4（12）.e184060.

病例 17

难治型晚期肾癌的诊断和治疗

一、病历摘要

（一）病史简介

患者男性，54 岁，退休。以"左肾癌术后 11 年，左上肢疼痛 2 年余。"入院。确诊 2 型糖尿病病史。

现病史： 患者自述 2012 年单位体检行超声发现左肾占位，前来我院泌尿外科就诊。病程中，精神好，睡眠好，饮食正常，大小便正常。无体重减轻。

既往史： 既往体健。无慢性疾病史。

家族史： 无恶性肿瘤家族史。

（二）专科查体

体温 36.5℃，心率 84 次 / 分，呼吸 21 次 / 分，血压 120/74mmHg。BMI 21，BSA 1.67m^2，KPS 90 分。腹部查体未见明确占位性病变。

（三）辅助检查

五分类血常规、生化、肿瘤标志物未见异常。

2012 年 12 月 6 日 B 超：左肾混合性肿物（提示：恶性可能）。

二、诊疗经过

2012 年 12 月完善 CT 提示左肾占位，行"左肾切除术"。术后病理提示：左肾根治性切除术：（左肾）透明细胞性肾细胞癌，Ⅲ级，肿瘤最大径 6.5cm，侵犯肾被膜、肾周脂肪组织，肿瘤内见出血坏死，肿瘤周边脉管内未见瘤栓。肾门处未见明确输尿管断端，肾门淋巴结未见癌转移：0/5。肾上腺组织未见癌侵犯。（肾静脉瘤栓）见癌侵犯。免疫组化：原病理号：383900，AE1/AE3（＋）CD10（＋）CD56（－）CK20（－）CK7（＋）灶性 EMA（＋）部分 Ki-67（＋）20% Melan-A（－）P53（－）

Syn（－）Vimentin（＋）inhibin（－）（左肾）透明细胞性肾细胞癌。术后未行治疗。2016年10月CT：术后肺转移，2016年10月予以舒尼替尼靶向治疗至2020年5月；2020年5月出现左上肢疼痛，行CT提示左肱骨及右股骨异常占位，考虑肾恶性肿瘤骨转移，病情进展后2020年5月予以依维莫司二线治疗至2021年6月；2021年5月底复查CT提示双肺转移，右肾多发占位，多考虑恶性病变；腹腔、右侧肾上腺转移（病例17图1、图4），提示病情进展，2021年6月给予三线"替雷利珠单抗＋阿昔替尼"靶向联合免疫治疗至2022年8月，2022年8月复查CT提示：肺内病灶增大增多，病情进展（病例17图2、图5），2022年8月8日予以四线治疗："仑伐替尼8mg qd＋替雷丽珠单抗"靶向联合免疫治疗至2023年8月16日（末次随访）病情稳定（病例17图3、图6）；截止修改文章时间（2023年11月27日），患者维持目前方案，病情稳定。

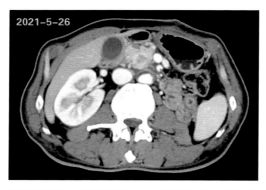

病例17图1 CT见胰头、左侧肾上腺多发肿块

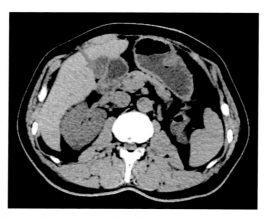

病例17图2 CT见胰头、左侧肾上腺肿块较前消失

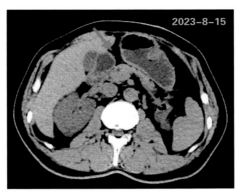

病例17图3　CT见胰头、左侧肾上腺肿块较前变化不大

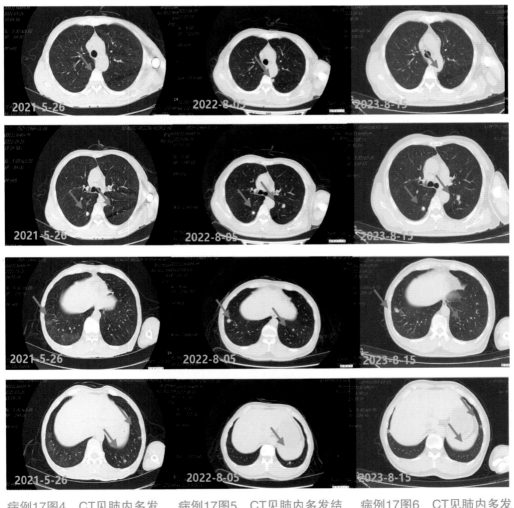

病例17图4　CT见肺内多发
结节　　　　

病例17图5　CT见肺内多发结
节部分新发　　

病例17图6　CT见肺内多发
结节，部分缩小、部分消失

三、病例讨论

患者疾病特点为：中年男性，肾癌术后 8 年肿瘤复发，一线予以舒尼替尼、二线依维莫司靶向治疗均失败，三线更换为"阿昔替尼＋替雷利珠单抗"靶向联合免疫治疗 1 年，病情再次进展，四线给予"仑伐替尼＋替雷利珠单抗"靶向联合免疫治疗至今，截止完稿前笔者电话随访患者病情控制可，提示患者预后尚可。

1. 靶向治疗的选择　肾癌对常规放化疗不敏感，目前研究表明靶向药物能使晚期肾癌患者获得明显的临床获益。肾癌靶向药物主要分为酪氨酸激酶抑制剂（tyrosine kinase inhibitor，TKI）和哺乳动物雷帕霉素靶蛋白（mammalian target of rapamycin，mTOR）抑制剂两大类。经典的靶向药物如依维莫司、舒尼替尼、培唑帕尼、阿昔替尼、卡博替尼等在晚期肾癌中的疗效已被广泛证实[1~5]。近年来，一些新型的 TKI 也逐渐涌现。如仑伐替尼是一种口服的多靶点 TKI，在一项随机 Ⅱ 期多中心临床研究中发现，与单用依维莫司相比，仑伐替尼联合依维莫司可以明显延长晚期肾癌的中位 PFS，即使单用仑伐替尼，中位 PFS 也较单用依维莫司有所改善[6]。但该患者一线、二线使用舒尼替尼、依维莫司的疾病控制时间均不理想，病情进展迅速。

2. 靶向联合免疫治疗　自 2015 年开始，免疫检查点抑制剂（immune checkpoint inhibitor，ICI）联合靶向药物治疗可以明显改善晚期肾癌患者的客观缓解率（objective response rate，ORR），以及延长无进展生存期（progression-free survival，PFS）、无病生存期（disease-free survival，DFS）、总生存期（overall survival，OS）和缓解持续时间（duration of response，DOR）。KEYNOTE-426 研究结果表明与舒尼替尼相比，阿昔替尼联合帕博利珠单抗在晚期肾癌患者治疗中也收效甚佳[7]，KEYNOTE-426 研究显示"靶免"联合治疗相对于舒尼替尼单药治疗在 OS、PFS、DOR 等方面均具有明显优势[8]。CLEAR 是一项旨在探究仑伐替尼联合帕博利珠单抗、仑伐替尼联合依维莫司、舒尼替尼在晚期 cc RCC 疗效的 Ⅲ 期临床研究，其随访结果显示，仑伐替尼联合帕博利珠单抗组预后最佳、仑伐替尼联合依维莫司组次之、舒尼替尼组较差，虽然中位 OS 未达到，但是目前结果已表明仑伐替尼联合帕博利珠单抗组的 OS 明显优于舒尼替尼[9]。基于以上研究数据，三线治疗予以"替雷利珠＋阿昔替尼"靶向联合免疫治疗，取得一年疾病控制时间。给予

"仑伐替尼＋替雷丽珠单抗"靶向联合免疫治疗至今，患者病情仍得以控制。提示靶向联合免疫治疗疗效佳，疾病控制时间理想。

四、病例点评

肾癌是泌尿系统最常见的恶性肿瘤。随着生物医学的发展，晚期肾癌的治疗方式已经从细胞因子疗法，发展到现在的抗血管生成以及免疫疗法。尽管晚期肾癌的治疗方式发展迅速，但耐药仍然是不可避免的难题。

在既往的靶向治疗时代，一线应用受体酪氨酸激酶抑制剂（tyrosine kinase inhibitor，TKI）治疗（主要包括舒尼替尼和培唑帕尼）肿瘤进展后，二线治疗推荐有 mTOR 抑制剂依维莫司、阿昔替尼[10～11]、卡博替尼[12～14]、纳武单抗[15]及仑伐替尼联合依维莫司。部分学者认为在免疫治疗失败后卡博替尼可能是优选的方案。基于Ⅲ期 METEOR 研究[16]的结果，被批准用于既往抗血管靶向治疗失败后的晚期肾细胞癌患者。随机、开放的Ⅱ期 CABOSUN 研究[17]比较了卡博替尼与舒尼替尼作为高危或中危（IMDC 标准）的转移性肾细胞癌初始靶向治疗的效果。结果显示：卡博替尼与舒尼替尼组的 PFS 分别为 8.6 个月和 5.3 个月（HR：0.48，95% CI：0.31～0.74）。因此，卡博替尼也是中高危患者的一线治疗选择。

2014 年，免疫治疗新药 Nivolumab 的问世可为肾癌患者带来更多选择。CheckMate 025 研究证实，Nivolumab 组患者的 OS 显著优于依维莫司组（25.0 个月 vs.19.6 个月，HR 为 0.73，$P = 0.002$），提示免疫治疗较依维莫司有更好的临床获益[18]。Check Mate 9ER 研究于 2023 年美国临床肿瘤学会泌尿生殖系统肿瘤研讨会（ASCO-GU）公布其数据：与舒尼替尼组相比，使用纳武利尤单抗联合卡博替尼组的患者在 PFS、OS、ORR 方面均有明显的改善[19]。CLEAR 研究结果也证实靶向联合免疫较双靶、单靶带来更好的生存获益[9]。

综上所述，在肾癌的临床诊疗中，虽然存在着诸如部分肾肿瘤术前良恶性鉴别诊断困难、肾癌术后复发转移、晚期肾癌靶向治疗耐药等临床痛点，但是新型技术如人工智能、基因检测，以及靶向药物免疫药物、SBRT 等的开发，为解决上述临床问题提供了可能性。此外，随着我国肾透明细胞癌发病率逐年上升，人们对泌尿生殖系肿瘤也愈加关注。由于我国医疗基础相对薄弱，多数人群缺乏有效筛查，诊断时已为疾病晚期，延误了最佳治疗时机，因此推荐泌尿外科、肿瘤科和放疗科等相关专业医生协作互助，开展多学科诊疗（MDT），应用规范化、个体化的系统治疗，为患者带来最大获益。

（病例提供：刘洪伯　新疆维吾尔自治区人民医院）

（点评专家：赵　兵　新疆医科大学附属肿瘤医院）

参考文献

[1]Mother RJ，Escudier B，Oudard S，et al.Efficacy of everolimus in advanced renal cell carcinoma：a double-blind，randomised，placebo-controlled phase Ⅲ trial[J].Lancet，2008，372（9637）：449-456.

[2]Mother RJ，Hutson TE，Tomczak P，et al.Overall survival and updated results for sunitinib compared with interferon alfa in patients with metastatic renal cell carcinoma[J].J Clin Oncol，2009，27（22）：3584-3590.

[3]Sternberg CN，Davis ID，Mardiak J，et al.Pazopanib in locally advanced or metastatic renal cell carcinoma：results of a randomized phaseⅢtrial[J].J Clin Oncol，2010，28（6）：1061-068.

[4]Rini BI，Escudier B，Tomczak P，et al.Comparative effectiveness of axitinib versus sorafenib in advanced renal cell carcinoma（AXIS）：a randomised phase 3 trial[J].Lancet，2011，378（9807）：1931-1939.

[5]Choueiri TK，Escudier B，Powles T，et al.Cabozantinib versus everolimus in advanced renal cell carcinoma（METEOR）：final results from a randomised，open-label，phase 3 trial[J].Lancet Oncol，2016，17（7）：917-927.

[6] Mother RJ，Hutson TE，Glen H，et al.Lenvatinib，everolimus，and the combination in patients with metastatic renal cell carcinoma：a randomised，phase 2，open-label，multicentre trial[J].Lancet Oncol，2015，16（15）：1473-1482.

[7]Rini BI，Plimack ER，Stus V，et al.Pembrolizumab plus Axitinib versus Sunitinib for Advanced Renal-Cell Carcinoma[J].N Engl J Med，2019，380（12）：1116-1127.

[8]Rini BI，Plimack ER，Stu SV，et al.Pembrolizumab plus axitinib versus sunitinib as firstline therapy for advanced clear cell renal cell carcinoma：5-year analysis of KEYNOTE-426[J].J Clin Oncol，2023，41（Suppl 17）：LBA4501.

[9]Mother R，Alekseev B，Rha SY，et al.Lenvatinib plus Pembrolizumab or Everolimus

for Advanced Renal Cell Carcinoma[J].N Engl J Med，2021，384（14）：1289-1300.

[10]Rini BI，Escudier B，Tomczak P，et al.Comparative effectiveness of axitinib versus sorafenib in advanced renal cell carcinoma（AXIS）：a randomised phase 3 trial[J]. Lancet，2011，378（9807）：1931-1939.

[11]Motzer RJ，Escudier B，Tomczak P，et al.Axitinib versus sorafenib as second-line treatment for advanced renal cell carcinoma：overall survival analysis and updated results from a randomised phase 3 trial[J].Lancet Oncol，2013，14（6）：552-562.

[12]Choueiri TK，Escudier B，Powles T，et al.Cabozantinib versus Everolimus in Advanced Renal-cell Carcinoma[J].N Engl J Med，2015，373（19）：1314-1823.

[13]Choueiri TK，Escudier B，Powles T，et al.Cabozantinib versus Everolimus in Advanced Renal-cell Carcinoma（METEOR）：final results from a randomized, open-label，phase 3 trial[J].Lancet Oncol，2016，17（7）：917-927.

[14]Choueiri TK，Halabi S，Sanford BL，et al.Cabozantinib versus Sunitinib as Initial Targeted Therapy for Patients with Metastatic Renal cell carcinoma of poor or intermediate risk：the alliance A031203 CABOSUN trial[J].J Clin Oncol，2017，35（6）：591-597.

[15]Escudier B，Motzer RJ，Sharma P，et al.Treatment Beyond Progression in Patients with Advanced Renal Cell Carcinoma Treated with Nivolumab in CheckMate 025[J].Eur Urol，2017，72（3）：368-376.

[16]Choueiri TK，Escudier B，Powles T，et al.Cabozantinib versus Everolimus in Advanced Renal-cell Carcinoma（METEOR）：final results from a randomized, open-label，phase 3 trial[J].Lancet Oncol，2016，17（7）：917-927.

[17]Choueiri TK，Halabi S，Sanford BL，et al.Cabozantinib versus Sunitinib as Initial Targeted Therapy for Patients with Metastatic Renal cell carcinoma of poor or intermediate risk：the alliance A031203 CABOSUN trial[J].J Clin Oncol，2017，35（6）：591-597.

[18]Kasenda B，Larkin J，Gore M.Immunotherapies in early and advanced renal cell cancer[J].Prog Tumor Res，2015，42：1-10.

[19]Burotto M，Powles T，Escudier B，et al.Nivolumab plus cabozantinib vs sunitinib for first-line treatment of advanced renal cell carcinoma（a RCC）：3-year follow-up from the phase 3 Check Mate 9ER trial[J].J Clin Oncol，2023，41（Suppl 6）：603.

病例18

前列腺癌综合治疗

一、病历摘要

（一）病史简介

患者男性，70岁，因"排尿困难3年，发现PSA异常1周"于2016年8月入院。

现病史：患者于入院前3年开始出现排尿困难，表现为尿频、排尿等待、尿滴沥不尽、夜尿增多，否认血尿、尿痛、阴囊肿大、下肢水肿或腰腿部疼痛不适，自行口服坦索罗辛胶囊、非那雄胺片略有效果，入院前一周门诊检查tPSA 86ng/ml。

既往史：既往有冠心病，心功能Ⅱ级。否认吸烟、饮酒史。

家族史：否认家族肿瘤疾病史。

（二）专科查体

体温36.5 ℃，心率81次/分，呼吸20次/分，血压121/85mmHg，BSA 1.74m^2，BMI 24.7，PS 1分，NRS 0分。神志清，精神可，腹股沟淋巴结未及明显肿大，腹软，无紧张、无压痛、肠蠕动正常、肠鸣音正常，双肺呼吸音清，未及明显干湿啰音，心律齐。双下肢无明显水肿。

直肠指诊触及前列腺表面欠光滑，右叶稍硬，中央沟消失，轻按疼痛不明显，指套未见染血。

（三）辅助检查

总前列腺特异性抗原tPSA 86ng/ml。

前列腺MRI：前列腺外周叶内信号欠均匀，在DWI上信号不均匀，可疑点状稍高信号，考虑前列腺癌；双侧精囊腺未见异常信号，直肠形态信号未见明显异常（病例18图1）。

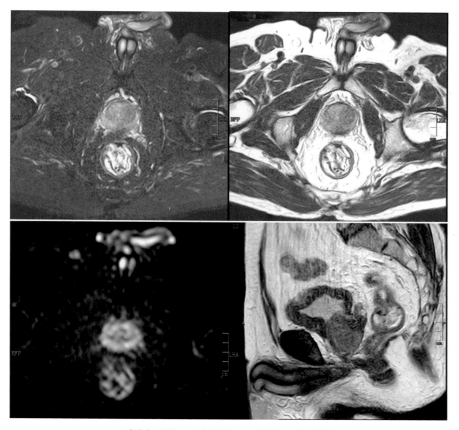

病例18图1　前列腺MRI评估疾病基线

经直肠前列腺多参数超声造影mpTRUS：右侧外周带中上段层面（穿刺点位8、9、11、12点附近）可见一片稍低回声区，血流信号增多，质地较对侧偏硬，局部见快速高增强区，考虑前列腺癌（病例18图2）。

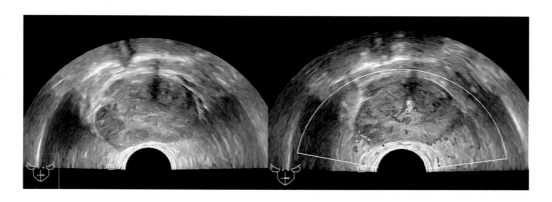

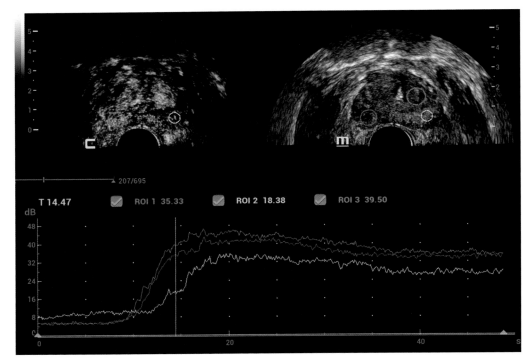

病例18图2　经直肠前列腺多参数超声造影评估疾病基线

胸腹盆 CT、全身骨扫描均未见转移灶。

经直肠前列腺穿刺活检病理：（前列腺穿刺组织 1 ~ 12 点）前列腺腺癌，Gleason 评分"1、2、3、4、5、6、7、8、10、11 点" 3 + 3 = 6 分，"9、12 点" 3 + 4 = 7 分。

二、诊疗经过

结合上述病史、辅助检查，诊断为前列腺癌 $cT_{2c}N_0M_0$ ⅡA 期 GS7 GG2 高危组。

提交前列腺癌 MDT 专家讨论申请，会诊意见如下：

泌尿外科专家 1：患者病情属于局限期高危组前列腺癌，PS 评分 1 分，心肺功能无显著异常，建议行根治性手术治疗。

泌尿外科专家 2：患者前列腺体积稍大，PSA 较高，可行最大限度雄激素阻断新辅助内分泌治疗 3 个月后行根治性前列腺切除术。

肿瘤科专家 1：患者属于局限期前列腺癌，若患者不愿接受手术治疗，可行根治性放疗联合 ADT 治疗。

肿瘤科专家 2：如需要提供更多治疗选择，也可以考虑行外放疗联合离子植入治疗。

组长意见：建议行前列腺根治性切除术。

手术治疗：2016 年 9 月 8 日行 "腹腔镜前列腺根治性切除术"。术后病理：前列腺癌根治术标本：（前列腺）送检前列腺标本一个，大小 4.5cm×3.5cm×3.0cm。镜检：前列腺腺癌 Gleason 分级评分 4＋3＝7 分，WHOII 级（约占 70%），局灶 Gleason 分级评分 4＋5＝9，WHO Ⅲ 级（约占 30%），累及前列腺尖部、基底部，神经侵犯（＋），肿瘤浸润至前列腺外脂肪组织，部分区肿瘤紧靠标本电切缘。左、右精囊腺均见癌累及，左、右输精管切缘未见癌累及。（膀胱颈口①③）未见前列腺腺癌累及。（膀胱颈口②④）（尿道①②）（左前列腺侧韧带①②）（右前列腺侧韧带①）：均未见癌累及。（左右前列腺侧韧带②③）未见癌累及。（左闭孔）淋巴结（0/2）未见癌转移。（右闭孔）淋巴结（0/2）未见癌转移。

术后诊断：前列腺癌 $pT_{3b}N_0M_0$ Ⅲ C 期 GS9 GG5 极高危组。

术后 3 个月复查 tPSA 0.02ng/ml，影像复查未见肿瘤复发迹象。

辅助治疗：根据肿瘤病理高危因素，结合 NCCN、EAU、CUA、CSCO 指南，给予辅助放疗（ART）联合雄激素阻断（ADT）治疗。于 2016 年 12 月 20 开始针对前列腺瘤床区以及盆腔淋巴引流区行 7 野调强放疗，其中前列腺瘤床区处方剂量 64Gy/32Fx，盆腔淋巴引流区（髂血管周围、骶前、闭孔区）处方剂量 50Gy/25Fx，危及器官受量均在限定范围之内。放疗期间出现肠道反应 2 度，骨髓抑制 3 度。定期规律皮下注射戈舍瑞林 ADT 治疗 3 年停药。

随访：放疗后 3 个月复查 tPSA 0.001ng/ml，睾酮 0.68nmol/L。维持 ADT 治疗 28 个月后自行停药。2017—2019 年复查病情稳定（SD）；PFS1＝56 个月。

复发：2021 年 4 月出现乏力伴骶尾部坐骨区间断疼痛不适，NRS2 分。tPSA：175ng/ml。

MRI：①前列腺癌根治术后改变，骨盆骨质多发异常信号，考虑多发转移可能；②双侧腹股沟区及髂血管周围间隙散在淋巴结；③膀胱壁不均匀性增厚。

CT：①患者系前列腺癌根治术后，腹膜后肿大淋巴结，考虑转移；②膀胱局限性增厚；③肝右叶囊肿；④双肾囊肿；⑤双肺间质性改变；⑥部分肋骨骨质密度不均，建议骨 ECT 扫描。

ECT：全身多发骨代谢异常活跃灶，提示多发性骨转移（胸腰椎、肋骨、髂骨）。

诊断：转移性前列腺癌 $T_{3b}N_xM_{1b}$ ⅣB 期（mHSPC），全身多发骨转移，腹膜后淋巴结转移，盆腔淋巴结转移不除外。

一线治疗：阿比特龙＋泼尼松＋戈舍瑞林（AA ＋ ADT）治疗。自 2021 年 4 月至 2021 年 9 月 PSA 降至最低 0.29ng/ml；PFS2 = 5 月。2021 年 9 月至 2022 年 2 月 PSA 逐渐升高至 5.38ng/ml，并患者出现胸闷气短、心前区不适、下肢肿胀，心功能Ⅲ级。影像学复查基本同前。

诊断：转移性去势抵抗性前列腺癌（mCRPC）。

二线治疗：患者拒绝接受化疗，于 2022.2 给予恩扎卢胺＋ ADT 治疗，至 2022 年 8 月 PSA 降至最低 0.02ng/ml；PFS3 = 6 月。于 2022 年 10 月 PSA 5.07ng/ml。

^{18}F-PSMA-PET：全身多发骨转移；乙状结肠管壁较均匀性增厚，FDG 放射性摄取增高，SUVmax 7.9，PSMA 仅见少量摄取，SUV 3.0；盆腔内软组织结节，FDG 放射性摄取轻度增高，SUVmax 3.7，PSMA 仅见少量摄取，SUVmax 2.7（病例18图3）。

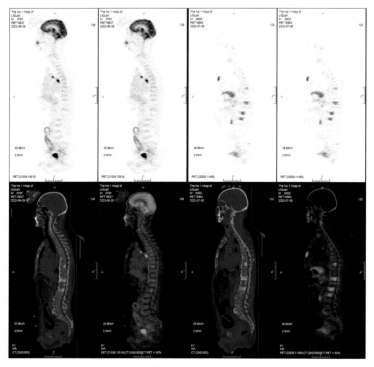

病例18图3　全身^{18}F-PSMA-PET评估疾病进展

基因检测（NGS）：CDK12 基因突变。

三线治疗：口服奥拉帕利靶向治疗。至 2023 年 2 月 PSA 降至 1.16ng/ml，患者合并中 – 重度贫血、心功能不全，药物毒性反应不耐受而停药；PFS4 ＞ 4 个月。

三、病例讨论

前列腺癌是当今影响男性健康的主要恶性肿瘤之一。我国前列腺癌初诊病例以临床中晚期居多，临床局限性病例仅为 30%，导致我国前列腺癌患者的总体预后较差[1]。该患者自发病到至今 6 年余时间经历了从手术到多线全身治疗过程。具有以下几个讨论点。

1. 对于临床诊断局限期前列腺癌，等级别推荐可选治疗方案较多，需要进一步把握患者个体化因素决定相应治疗方案。该患者经过肿瘤多学科讨论后制订根治性手术治疗方案，是长期以来局限期前列腺癌首选常用治疗手段。值得一提的是，该患者术前诊断与术后病理诊断之间存在较大的肿瘤分期和分级方面区别，提醒我们术前全面系统性检查尤为重要。如当今新型检查手段 PSMA PET-CT，PSMA 是一种在前列腺癌细胞表面高度表达的跨膜蛋白，其高表达是前列腺癌预后不良的独立标志物，与低生存率独立相关，是前列腺癌诊疗的重要靶点。PSMA PET-CT 技术能够发现传统影像学诊断手段如 MRI、CT 和骨扫描不能发现的淋巴结及远处转移病灶，从而更好地指导后续治疗[2]。通过 PSMA PET-CT 提示的肿瘤真实分期可能影响治疗总体布局。

2. 患者术后 3 个月复查 PSA 可测得，这与患者术后可能的阳性切缘以及高 ISUP 肿瘤分级相关。前列腺癌根治术后，部分具有切缘阳性、$pT_3 \sim pT_4$、淋巴结转移等病理特征的患者，术后有较高的生化复发、临床进展风险，肿瘤特异性死亡率较高。指南推荐患者尿控功能恢复后接受辅助放疗（adjuvant radiotherapy，ART）。目前有四项 RCT 研究（SWOG 8794，RTOG 22911，ARO 9602，Finnprostate Group）10 年以上随访结果显示，术后辅助放疗可以显著提高无疾病进展生存率和总生存率[3]。

3. 患者放疗联合 ADT 治疗 4 年半后出现全身多发骨转移以及多部位淋巴结转移。此时患者已停止雄激素剥夺治疗近 2 年，因此尚不能考虑为激素抵抗性前列腺癌，属于转移性激素敏感性前列腺癌 mHSPC。在 LATITUDE 研究中，对"高危"

定义为符合以下任意两项：骨扫描上可见 3 个或更多骨转移灶；Gleason 评分 ≥ 8；有任意内脏转移灶。CHAARTED 研究中对"高瘤负荷"患者的定义，即：骨扫描可见 4 个或更多骨转移灶，包括 1 个或更多椎体或骨盆外转移灶，和（或）内脏转移。因此该患者疾病进展后属于高瘤负荷以及高转移风险前列腺癌。LATITUDE 研究：阿比特龙，可为高危 mHSPC 患者带来全面获益；STAMPEDE 研究的后续结果，文献揭示，阿比特龙对于 mHSPC 患者的治疗价值可能比过去认为的更高，治疗范围更广[4]。目前临床上倡导的"hitting hard"策略，指的正是针对高危 mHSPC 患者应采取一步到位、重锤猛击的治疗方式，早期即采用更为安全有效的新型内分泌治疗，使其病情尽早得到控制，避免或延缓转入 mCRPC 阶段。

4. 新型内分泌治疗 5 个月后患者疾病进入到 mCRPC 阶段。雄激素受体（androgen receptor，AR）通路在 mCRPC 的发病和治疗中具有重要地位。醋酸阿比特龙通过抑制前列腺癌细胞内雄激素合成机制，延缓了 mCRPC 的进展，有效改善了 mCRPC 患者的总体预后随着阿比特龙治疗时间的延长，耐药现象在临床中越发常见。当前国内针对阿比特龙耐药最常用的方案仍为多西他赛为主的化疗。采用恩扎卢胺作为替换在国外较为通行。作为雄激素受体通路的新型抑制剂，恩扎卢胺通过抑制 AR 和雄激素的结合、雄激素受体复合物的核内转移及 DNA 绑定过程而抑制前列腺癌细胞增殖。目前发表的回顾性数据文献显示，在阿比特龙耐药后的 mCRPC 患者进行恩扎卢胺替换，其 PSA 完全反应率为 11.0% ~ 34.0%，影像学无进展生存为 3.6 ~ 4.7 个月[5]。该患者调整治疗方案将阿比特龙替换为恩扎卢胺后获得了 6 个月的无进展生存期，无显著药物不良反应。

5. 当患者疾病再次进展，无法继续从 AR 通路抑制剂获益，属于激素难治性前列腺癌，此阶段从病理水平上，肿瘤细胞可能会在形态学上存在小细胞分化或其他异形改变，肿瘤恶性生物学行为进一步增高，转移风险显著增加。在使用恩扎卢胺或醋酸阿比特龙治疗和（或）紫杉醇化疗后，可以向存在有害或疑似有害胚系或体系基因突变的 mCRPC 患者提供 PARP 抑制剂治疗。PROfound 试验以 2：1 的比例随机分配 387 例 mCRPC 患者（服用恩扎卢胺或醋酸阿比特龙后进展），分别接受奥拉帕利（PARP 抑制剂）或恩扎卢胺（或醋酸阿比特龙）。奥拉帕利组的中位 PFS 为 7.4 个月，对照组为 3.6 个月。奥拉帕利组中位 OS 为 18.5 个月，对照组为 15.1 个月[6]。HRR 标志物阳性（HRR BM+，包括 ATM、BRCA1、BRCA2、BRIP1、

CDK12、CHEK2、FANCA、HDAC2、PALB2 九个基因）。该患者行 NGS 检测后提示 CDK12 阳性表达。因此给予口服奥拉帕利治疗后患者 PSA 再次逆转，无进展生存时间已过 4 个月，遗憾的是，由于药物心脏毒性反应，患者未能接受后续治疗。

四、病例点评

前列腺癌自发病至终末期往往病程较长，多数患者经历局限期到激素敏感性晚期、激素抵抗期至难治期数年时间。因此疾病的全程细化管理尤为重要，需要遵循指南基础上注重个体化。MDT 在前列腺癌诊疗过程中发挥着重要的角色，贯穿于疾病全部历程。该患者在全程治疗期间经过 MDT 讨论施行根治性手术治疗，根据病理结果中的相关重要参数进行正确分型分级，并根据指南推荐制订辅助放疗联合内分泌治疗，使患者在术后高风险因素状态下获得 4 年多的无进展生存期。到疾病进展期多线药物治疗过程中，以国际大型多中心临床研究数据作为循证依据，给予相应的药物治疗，用药前期客观缓解率均显著，除奥拉帕利之外，其余药物毒性反应可控，未出现 3～4 级药物不良反应而中断治疗现象。对于晚期恶性肿瘤患者，多数药物最终出现耐药，因此有必要完善 NGS 检测对于寻找生存希望的患者而言可能带来"意外惊喜"。

（病例提供：伊力亚尔・努尔如拉　路鹏霏　新疆医科大学第一附属医院）

（点评专家：张　华　新疆医科大学第一附属医院）

参考文献

[1]马春光，叶定伟，李长岭，等. 前列腺癌的流行病学特征及晚期一线内分泌治疗分析[J]. 中华外科杂志2008，46（15）：921-925.

[2]Wang B，Liu C，Wei Y，et al. A prospective trial of 68 ga-psma and 18 f-fdg pet/ct in nonmetastatic prostate cancer patients with an early PSA progression during castration[J]. Clin Cancer Res，2020，26（17）：4551-4558.

[3]Wiegel T，Bartkowiak D，Bottke D，et al. Adjuvant radiotherapy versus wait-and-see after radical prostatectomy：10-year follow-up of the ARO 96-02/AUO AP 09/95 trial[J]. Eur Urol，2014，66（2）：243-250.

[4]Fizazik，Trann，Feinl，et al.Abiraterone plus prednisone in metastatic，castration-sensitive prostate cancer[J].N Eng J Med，2017，377（4）：352-360.

[5]Armstrong AJ，Lin P，Tombal B，et al.Five-year Survival Prediction and Safety Outcomes with Enzalutamide in Men with Chemotherapy-naive Metastatic Castration-resistant Prostate Cancer from the PREVAIL Trial[J].Eur Urol，2020，78（3）：347-357.

[6]Debonoj，Mateoj，Fizazik，et al.Olaparib for metastatic castration-resistant prostate cancer[J].N Eng J Med，2020，382（22）：2091-2102.

病例19 膀胱鳞癌治疗

一、病历摘要

（一）病史简介

患者男性，75岁，因"尿频、尿急、尿痛伴间断血尿10天"于2020年9月就诊于北京某医院。

现病史：否认腰腹部或大腿疼痛，否认肛周不适，否认下肢水肿以及乏力不适，否认胸闷气短或发热不适。2020年9月外院CT：①膀胱内占位性病变（长径7cm），考虑恶性，膀胱癌可能性大，建议膀胱镜检查；②腹主动脉及双侧髂动脉瘤伴血栓形成；胸腹部CT未见明显异常。2020年9月外院膀胱镜：膀胱左侧壁可见一类圆形肿物，直径6～7cm，蒂宽，表面覆有多量坏死物及结石，余膀胱黏膜光滑，诊断考虑"膀胱肿瘤"；病理结果示：（膀胱）镜下见钙盐沉着及退变坏死物，未见上皮成分。因病理未明确，于2020年10月15日行"经尿道膀胱肿瘤电切术"，病理示：（膀胱）少许低分化癌伴鳞状分化，并见大量坏死组织及钙盐沉着。免疫组化 PD-L1（22C3）肿瘤细胞 +30%，Ki-67（+50），Her-2（-）；外周血基因检测：未检测到胚系致病变异，肿瘤突变负荷1.5突变/MB，微卫星稳定 MSS。于2021年1月初为续行诊疗就诊我院。

既往史：原发性高血压3级，口服药物控制血压可。吸烟20余年，平均20支/日，已戒烟13年；偶尔少量饮酒。

家族史：否认家族肿瘤疾病史。

（二）专科查体

体温 36.2℃，心率 78次/分，呼吸 18次/分，血压 129/76mmHg，BSA 1.82m^2，BMI 23.7，PS 1分，NRS（疼痛）0分。

神志清，精神可，腹股沟淋巴结未及肿大，腹软，无紧张、无压痛、肠蠕动正常、肠鸣音正常，双肺呼吸音清，未及明显干湿啰音，心律齐。双下肢无明显水肿。

（三）辅助检查

2021年1月5日MRI：①膀胱左侧壁占位（直径5cm），考虑膀胱癌，膀胱后壁结节，考虑癌结节；双侧盆壁散在肿大淋巴结可能；②双侧腹股沟区多发肿大淋巴结；③前列腺增生，前列腺外周带异常信号，考虑炎性病变可能性大（病例19图1）。

2021年1月7日CT：①主动脉CTA见双侧髂总动脉、双侧髂内动脉瘤并附壁血栓形成；升主动脉略增粗、腹主动脉部分官腔略增粗；②膀胱前壁、左侧壁占位；盆腔间隙略浑浊，双侧盆壁散在淋巴结（病例19图2）。

2021年1月5日膀胱镜：膀胱左侧壁可见电切术后改变，余各壁黏膜血管纹理清晰，未见明显异常，前列腺可见左右叶1度增生，尿道黏膜未见明显异常（病例19图3）。

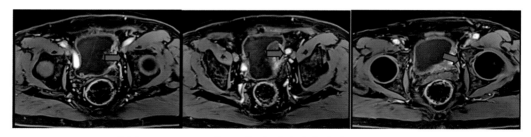

病例19图1　2021年1月初诊时膀胱内肿瘤病灶MRI表现

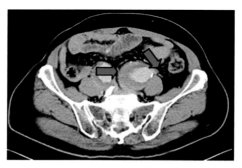

病例19图2　2021年1月髂血管瘤CT表现

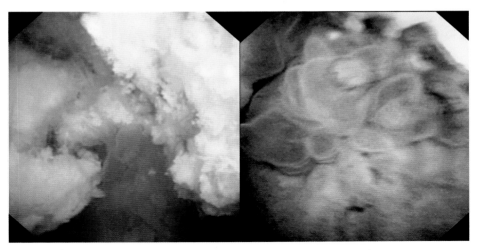

病例19图3　2021年1月初诊时膀胱镜下肿瘤病灶情况

二、诊疗经过

综合上述病史，辅助检查，诊断为膀胱恶性肿瘤（低分化癌伴鳞状分化）$cT_3N_xM_0$；高血压 3 级（极高危组）。治疗方案：新辅助化疗后评估手术，首先行血管介入手术降低髂动脉以及附壁血栓进展风险。

2021 年 1 月 9 日血管外科：经皮腹主动脉支架植入术。

2021 年 1 月 15 日至 2021 年 3 月 29 日行四周期吉西他滨联合顺铂（GC）方案化疗。期间出现Ⅲ度骨髓抑制反应。

2021 年 3 月 22 日复查盆腔 MRI 示膀胱肿瘤较 2021 年 1 月 5 日片未见明显变化（SD）。

建议手术：患者拒绝接受膀胱癌根治术，愿意接受保守治疗。

2021 年 4 月 10 日开始针对膀胱与周围盆底淋巴引流区行 7 野调强放疗，全膀胱处方剂量 50Gy/2Gy/25F；周围淋巴结区 45Gy/1.8Gy/25F。放疗期间因出现较严重尿道黏膜反应，表现为尿频、尿急、尿痛伴有反复尿道感染，对症治疗后缓解不明显，患者不能耐受全程放疗，累计完成膀胱 46Gy/23F 照射后终止放疗。

2021 年 5 月 8 日复查盆腔 MRI 示：同 2021 年 1 月 4 日片比较，膀胱左侧壁肿块较前明显减小，前片示膀胱后壁异常信号结节此次显示不清，膀胱后壁两枚异常强化小结节，较前新发，请结合临床。双侧腹股沟区及盆壁散在淋巴结较前变化不大，建议随诊（病例 19 图 4）。综合评估患者经放化疗后病情较前好转（PR）。

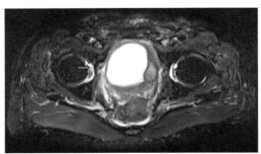

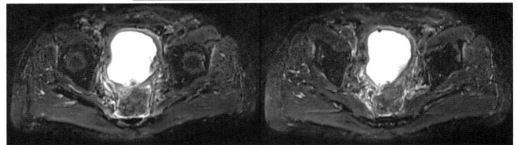

病例19图4　为2021年5月放疗后膀胱内病灶MRI表现

建议手术：患者仍拒绝手术，决定继续保守治疗。因患者尿道和直肠反应尚未完全缓解，故接受对症治疗并短期随访观察。

2021年8月23日复查MRI示：同2021年5月8日相比，膀胱左侧壁肿块较前范围增大，膀胱后壁两枚异常强化小结节较前略增大，余同前无明显变化。评估患者肿瘤局部进展。于2021年8月26日至2022年2月22日行帕博利珠单抗200mg每3周 静脉滴注8周期免疫治疗。治疗期间分别于2021年10月9日，2021年12月14日2次检查提示膀胱左侧壁肿块较2021年8月持续缩小，可见膀胱内结石未见变化。评估病情显著好转（PR），继续维持免疫治疗。

2022年3月15日复查MRI示：同2022年12月14日比较，膀胱左侧壁及左后壁较前略增厚，未见软组织肿物，膀胱结石同前相仿；进一步行膀胱镜检查未见膀胱肿瘤，膀胱内结石；全身其余部位CT检查未见明显异常。评估病情临床完全缓解（CR）。继续原方案免疫维持治疗。

2022年6月12日复查MRI示：膀胱左侧壁及左后壁较前变薄，膀胱结石同前相仿，盆腔散在小淋巴结同前无明显变化（病例19图5）；胸腹部CT未见异常。此时，患者已完成13周期帕博利珠单抗免疫治疗，随后患者出现全身乏力、双下肢瘙痒、活动耐力下降，故延迟治疗周期2周，进行短期观察恢复，完善心脏指标、肌酶、炎症指标、垂体功能、甲功、肾上腺指标、肝肾功能均未见明显异常，排除禁忌后，于 2022 年 6 月 25 日续行第 14 周期免疫治疗。出院一周后，患者出现显著乏力、四肢肌力减退至 3 ~ 4 级、无法站立和行走、肛门收缩力减弱、不自主排气排便、睡眠增多，否认肌肉疼痛、胸闷气短、发热、恶心呕吐、神志改变等不适，全面排查免疫相关不良反应，垂体功能、甲功、肌酶均未见明显异常，考虑免疫相关性肌无力表现，给予波尼松片 1mg/kg（80mg）起始，每周递减 20% 剂量方案口服激素治疗。服用 3 日后，患者自感肌力较前有所好转。1 个月后患者乏力症状完全恢复正常，但间断出现血尿症状，经泌尿外科评估考虑与膀胱内结石有关。

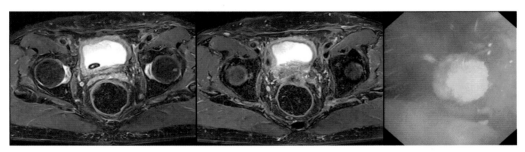

病例19图5　为2022年6月临床CR时膀胱内结石病灶MRI以及膀胱镜表现

2022 年 8 月中旬，患者在泌尿外科行"经尿道膀胱结石激光碎石术"顺利去除膀胱内结石，术中未见膀胱内新发软组织病灶，患者获得临床治愈。

三、病例讨论

讨论点 1：膀胱鳞状细胞癌（BSCC）临床罕见，占膀胱肿瘤的 2% ~ 5%。是指一种由鳞状细胞组成的膀胱恶性肿瘤，没有腺上皮和尿路上皮及其他成分，且除外转移性鳞状细胞癌[1 ~ 2]。BSCC 按病因可分为血吸虫病性和非血吸虫病性 BSCC，两者在流行病学、自然病史和临床病理特征上有诸多不同[3 ~ 4]。血吸虫病性 BSCC 主要发现于血吸虫病流行地区，如非洲及南美洲[1]；非血吸虫病性 BSCC 发病可能的危险因素包括各种原因引起的膀胱慢性炎症、膀胱白斑、膀胱结石、长期留置导尿管等[5]。常见临床症状是血尿，肿瘤多发生于膀胱三角区及侧壁，影像学表现多伴有钙化灶[6 ~ 7]。研究表明，与尿路上皮癌相比，BSCC 就诊时肿瘤分期晚，恶性程度高，虽然淋巴结和远处转移风险相对较低，但患者预后较差，其 5 年总生存率约为 23%[8~10]。由于 BSCC 发病率较低，相应临床研究甚少，尚缺乏对放化疗敏感性方面较为肯定的研究结果，膀胱根治性切除术仍为主要治疗手段。

从该患者临床病史特征来看，同样有血尿以及尿路刺激征病史，影像可见膀胱左侧壁病灶合并有钙化灶，这种形态特征可能跟后期肿瘤充分缩退后残留膀胱内结石状态密切相关。到底先有膀胱结石继发肿瘤或者膀胱肿瘤合并钙化灶残留形成结石尚无法定论。

讨论点 2：患者局部晚期膀胱鳞癌确诊后未接受根治性手术治疗。由于膀胱鳞癌内科保守治疗敏感性方面稍有可靠的研究数据和报道。总体治疗布局按照肌层浸润性尿路上皮癌的治疗模式进行。对于浸润性尿路上皮癌，各大指南推荐 TMT 疗法即最大限度肿瘤电切＋放化疗作为手术之外的治疗选择，有相关研究显示 TMT 在总生存方面可能劣于根治性手术治疗[11~12]。因此，对于该患者未去除手术治疗可能性，给予静脉化疗初步观察疗效，结果患者肿瘤未见变化，对化疗不敏感。当患者再次拒绝手术治疗后，给予局部放疗。虽然患者因放疗反应不耐受，未能完成接受原计划放疗剂量，仅接受姑息性剂量照射，但放疗后肿瘤有缩退表现，可见对放疗具有一定的敏感性。当然，作为序贯治疗，不除外前期化疗可能引起的曾敏效应。因此，同期放化疗仍然是膀胱癌主要的非手术治疗方式。

讨论点 3：转移性膀胱癌的经典治疗方案一直是以顺铂为基础的联合化疗方案。但是对于一线放化疗后出现进展或者不耐受铂类治疗的患者，尤其是肾功能不全的老年人，临床上一直缺乏切实有效的治疗方法。免疫治疗的效果让肿瘤病人看到了治疗的新希望。目前，美国食品药品管理局（FDA）已批准 PD-L1 抑制剂阿特珠单抗、度伐鲁单抗和阿维鲁单抗以及 PD-1 抑制剂纳武单抗和派姆单抗作为一线顺铂不耐受的局部晚期或转移性膀胱尿路上皮癌的二线治疗药物，派姆单抗和阿特珠单抗可作为顺铂不耐受且 PD-L1 表达阳性或不适合任何含铂化疗患者的一线治疗药物。一项开放、多中心、随机、Ⅲ期临床试验（KEYNOTE-045）比较了 Pembrolizumab 单药和化疗（紫杉醇、多西他赛或长春氟宁）的疗效差异，结果显示 Pembrolizumab 组患者客观缓解率 ORR 优于化疗组（21.0% vs 11.4%），中位总生存期 OS 高于化疗组（10.3 个月 vs 7.4 个月）；肿瘤 PD-L1 表达 ≥ 10% 的患者中，Pembrolizumab 组中位 OS 高于化疗组（8.0 个月 vs 5.2 个月）；与化疗组相比，Pembrolizumab 组报告的 3 级以上严重不良反应事件更少（15.0% vs 49.4%）[13]。

该患者 PD-L1 阳性表达可能是从单药免疫治疗长期获益的主要因素，虽然出现免疫相关不良反应而终止治疗，前期数周期的免疫治疗可能起到抗肿瘤"超长待机"作用。

四、病例点评

随着人们对生活质量的更高追求，膀胱恶性肿瘤患者对保留器官治疗的意愿越来越强烈，而尿流改道术对患者心理方面的影响不容忽视。因此，膀胱肿瘤的综合治疗模式逐渐备受欢迎。随着肿瘤治疗进入精准医疗以及免疫时代以来，基于基因导向的抗肿瘤治疗相对于经典治疗表现出更好的客观有效率及生存获益。该患者作为局部晚期少见病理类型膀胱癌，合并髂血管病变状态下，通过化疗、放疗以及免疫治疗手段达到逐步缩瘤到肿瘤清除的疗效，体现了系统治疗和局部治疗有机结合的有效性，抗肿瘤治疗过程中基因检测的必要性以及治疗相关不良反应的正确分析与有效控制的重要性。

（病例提供：伊力亚尔·努尔如拉　新疆医科大学第一附属医院）

（点评专家：张　华　新疆医科大学第一附属医院）

参考文献

[1]Shokeir AA.Squamous cell carcinoma of the bladder：pathology，diagnosis and treatment[J].BJU Int，2004，93（2）：216-220.

[2]Chalasani V，Chin JL，Izawa JL.Histologic variants of urothelial bladder cancer and nonurothelial histology in bladder cancer[J].Can Urol Assoc J，2009，3（6 Suppl 4）：S193-198.

[3]Martin JW，Carballido EM，Ahmed A，et al.Squamous cell carcinoma of the urinary bladder：Systematic review of clinical characteristics and therapeutic approaches[J].Arab J Urol，2016，14（3）：183-191.

[4]Abol-Enein H，Kava BR，Carmack AJ.Nonurothelial cancer of the bladder[J].Urology，2007，69（1 Suppl）：93-104.

[5]Locke JR，Hill DE，Wlzer Y.Incidence of squamous cell carcinoma in patients with long-term catheter drainage[J].J Urol，1985，133（6）：1034-1035.

[6]Lagwinski N，Thomas A，Stephenson AJ，et al.Squamous cell carcinoma of the bladder：a clinicopathologic analysis of 45 cases[J].Am J Surg Pathol，2007，31（12）：1777-1787.

[7]Abdel-Rahman O.Squamous Cell Carcinoma of the Bladder[J].A SEER Database Analysis，Clin Genitourin Caneer，2017，15（3）：e463-e468.

[8]El-Sebaie M5 Zaghloul MS，Howard G，Mokhtar A.Squamous cell carcinoma of the bilharzial and non-bilharzial urinary bladder：a review of etiological features，natural history，and management[J].Int J Clin OncoL，2005，10（1）：20-25.

[9]Youssef R，Kapur P，Kabbani W，et al.Bilharzial vs non-bilharzial related bladder cancer：pathological characteristics and value of cyclooxygenase-2 expression[J].BJU Int，2011，108（1）：31-37.

[10]Rausch S，Hofmann R，von Knobloch R.Nonbilharzial squamous cell carcinoma and transitional cell carcinoma with squamous differentiation of the lower and upper urinary tract[J].Urol Ann，2012，4（1）：14-18.

[11]Williams SB，Shan Y，Jazzar U，et al.Comparing survival outcomes and costs associated with radical cystectomy and trimodal therapy for older adults with muscle-invasive bladder cancer[J].JAMA Surg，2018，153（10）：881-889.doi：10.1001/jamasurg.2018.1680.

[12]Cahn DB，Handorf EA，Ghiraldi EM，et al.Contemporary use trends and survival outcomes in patients undergoing radical cystectomy or bladder-preservation therapy for muscle-invasive bladder cancer[J].Cancer，2017，123（22）：4337-4345.doi：10.1002/cncr.30900.

[13]Bellmunt J，De Wit R，Vaughn DJ，et al. Pembrolizumab as second-line therapy for advanced urothelial carcinoma[J]. N Engl J Med，2017，376（11）：1015-1026.

病例20

难治晚期卵巢癌的诊断和治疗

一、病历摘要

（一）病史简介

患者女性，49 岁，维吾尔族，无业。以"腹胀并确诊卵巢癌 1 年余，复治"入院。

现病史：患者自述 2021 年 3 月底无明显诱因出现腹胀，以全腹为主，呈持续性，于我院门诊完善腹部超声提示：腹腔积液。肝脏，胰腺，双肾未见占位性病变。胆囊未见异常。脾脏不大，建议住院进一步治疗，故于 2021 年 4 月入我院。病程中精神、睡眠好，饮食正常，大小便正常。无体重减轻。

既往史：确诊高血压病、2 型糖尿病病史。

（二）专科查体

体温 36.5℃，心率 84 次 / 分，呼吸 21 次 / 分，血压 131/83mmHg，BMI 21，BSA 1.82m^2，KPS 90 分。腹部膨隆，两侧对称，未见腹壁静脉曲张，未见肠型或蠕动波，无腹肌紧张、压痛，未及反跳痛，Murphy's 征阳性。双下肢无水肿。

（三）辅助检查

五分类血常规、生化未见异常。

2021 年 4 月 10 日肿抗（妇科）：CA125 825U/ml。

2019 年 12 月 6 日 B 超：大量腹腔积液。

二、诊疗经过

入院后行 CT 检查显示：①肝 S6 段被膜下不规则稍低密度影，考虑转移可能；②双侧附件区结构紊乱，多发结节及肿块，考虑恶性病变，卵巢癌可能；③腹、盆腔积液，腹盆腔内及腹壁皮下多发渗出，腹膜增厚并多发软组织结节，考虑转移

（病例20图1）。进一步行腹水穿刺找癌细胞，病理示：腹水，病理：（腹水细胞块）查见腺癌细胞，提示女性生殖系统来源。诊断为卵巢恶性肿瘤（卵巢腺癌 腹膜转移肝转移Ⅳ期）。予以引流腹水、腹腔内注射药物治疗，2021年4月25日开始行7周期TP（白蛋白紫杉醇＋顺铂）化疗；期间定期复查稳定（病例20图2）。于10月13日予以"甲苯磺酸尼拉帕利胶囊＋贝伐珠单抗"维持治疗至2022年3月4日。

2022年4月8日复查CT示腹膜肿块较前部分增大；评估病情进展（病例20图3），予以三线2周期吉西他滨＋奈达铂＋卡瑞利珠单抗治疗。2周期后复查CT腹膜、网膜明显增厚并结节、肿块形成，较前病变增多；评估病情进展（病例20图4），2022年7月18日—周期三线"脂质体阿霉素＋安罗替尼"治疗。此后患者病情恶化于2022年9月离世。

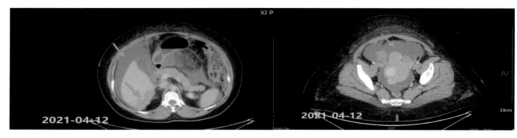

病例20图1　CT见大量腹水、肝S6段被膜下转移

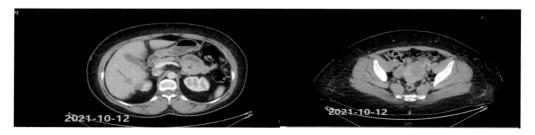

病例20图2　CT见腹水消失、肝转移消失

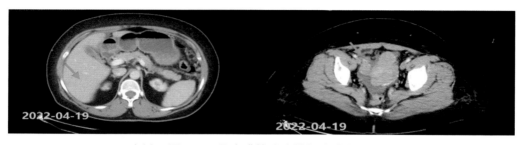

病例20图3　CT见腹膜转移病灶部分增大、增多

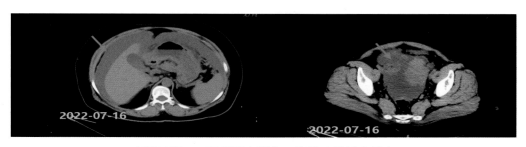

病例20图4　CT见腹水增多，腹膜病灶增大增多

三、病例讨论

患者疾病特点为中年女性，确诊即为晚期卵巢癌。无手术机会，一线白蛋白紫杉醇＋顺铂化疗7个周期后，予以尼拉帕利＋贝伐单抗维持治疗4个周期病情进展，换回原一线方案2周期后病情进展，予以二线吉西他滨＋奈达铂联合PD-1单抗化疗联合免疫治疗；病情再次进展，予以三线脂质体阿霉素＋安罗替尼靶向治疗，治疗无效。提示患者为难治型卵巢癌，原发多药耐药。

1. 一线治疗的选择　卵巢上皮癌是化疗敏感肿瘤，一线紫杉类和铂类联合化疗的有效高达80%以上，其中一半以上达到肿瘤完全缓解，但即使达到完全缓解的患者仍有50%～70%复发，使晚期患者5年生存率仅为20%～30%，多数患者死于肿瘤复发耐药。紫杉、拓扑替康、吉西他滨、多西他赛、阿霉素、奥沙利铂疗效相似，属于中度有效。研究表明，铂类联合化疗优于非铂类联合化疗，含蒽环类药物的CAP（环磷酰胺＋阿霉素＋顺铂）方案较CP的生存率高出5%左右目前仍是卵巢上皮癌的一线方案。

2. 靶向治疗的选择　聚腺苷二磷酸核糖聚合酶（poly ADP-ribose polymerase，PARP）抑制剂是卵巢癌治疗的新希望，尤其对同源重组缺陷（Homologous recombination deficiency，HRD）患者，PARP抑制剂不但抗肿瘤活性良好，而且不会诱导化疗耐药。基于PARP抑制剂的作用机制及临床效果，将PARP抑制剂用于新辅助治疗一方面可以减小手术难度，使不可手术的卵巢癌患者获得手术机会，较容易达到最优化减瘤手术；另一方面可以减少铂耐药，增加患者的铂敏感性，使患者最大程度的从减瘤手术和术后化疗中获益，从而改善患者的预后。患者7周期化疗后予以奥尼拉帕利维持治疗，患者病情进展。

3. 抗血管治疗的选择　近年来，抗血管生成治疗方案在卵巢癌特别是在上皮性卵巢癌的治疗中具有重要地位。目前，临床常用的抗血管生成药物主要包括贝伐单抗、阿帕替尼、血管生成素抑制剂（如曲巴那尼）和整合素抑制剂（如整合素抑制剂）等[1]。一项探讨贝伐单抗联合化疗方案对铂难治性卵巢癌患者总生存率影响的研究显示，贝伐单抗可显著改善铂难治性卵巢癌患者的总生存率。还有研究发现，贝伐单抗联合白蛋白结合型紫杉醇治疗铂类耐药复发转移性卵巢癌患者的临床效果较佳[2]。另一项关于不同剂量紫杉醇联合阿帕替尼对铂耐药卵巢癌细胞株和异种移植瘤的抗肿瘤活性及不良反应的研究发现，紫杉醇与阿帕替尼联合使用不仅可提高单药的抗肿瘤作用，还可适当降低推荐标准的紫杉醇剂量，减少化疗药物的毒性[1]。

4. 免疫治疗的选择　PD-L1 抑制剂在卵巢癌中的疗效在 2012 年新英格兰医学杂志发表的一项 I 期临床研究（NCT00729664）[3]中首次被证实，该研究纳入 17 例晚期卵巢癌患者，1 例（6%）患者部分缓解，3 例（18%）患者疾病稳定。这一结果为进一步研究其他 PD-1/PD-L1 抑制剂在卵巢癌治疗中的作用提供了理论依据。Pembrolizumab 的研究结果来自 KEYNOTE-100 的 II 期临床试验（NCT02674061）[4]，ORR 为 8%，临床获益率为 37.4%，中位 PFS 为 2.1 个月，中位 OS 为 7.6 个月。在这项研究中，同时对 PD-L1 的表达进行了检测，结果显示 PD-L1 表达阳性者对应更好的治疗反应。在另一项 II 期临床研究中，20 例铂耐药的复发性卵巢癌患者给予 Nivolumab 治疗，2 例患者完全缓解，1 例患者部分缓解，ORR 为 15%，疾病控制率为 45%；中位 PFS 为 3.5 个月（95% CI 1.7 ～ 3.9），中位 OS 为 20.0 个月（95% CI 7.0 ～ NR）[5]。总体而言，单独应用 PD-1/PD-L1 抑制剂治疗卵巢癌的临床试验多数临床获益有限，因此，近年来免疫检查点抑制剂更多的是联合化疗，或其他治疗手段来治疗难治复发性卵巢癌。因此该患者二线治疗选择 GP 化疗联合免疫治疗，但疗效欠佳，提示患者预后极差，最终死亡。

四、病例点评

卵巢癌是女性生殖系统常见的恶性肿瘤之一，起病隐匿，不易发现。研究显示，约 70% 的卵巢癌患者发现时已为晚期，年生存率不足 50%，严重威胁女性的生命健康[6]。目前，卵巢癌的治疗主要以手术联合化疗为主，即常规切除患者肿瘤组织手术方案联合顺铂紫杉醇为基础的化疗，多数卵巢癌患者对以铂类为基础的化疗敏感，但仍有患者在一线治疗完全缓解后出现复发，且随着化疗周期的增加，患者的复发时间间隔逐渐缩短、化疗药物剂量限制性毒性增加，最终导致患者对药物敏感性降低，这也是卵巢癌患者治疗失败及死亡的主要原因。

耐药的发生是导致患者复发和死亡的重要原因，但目前针对铂类药物耐药患者尚无有效的治疗方法。有数据显示，卵巢癌患者术后的复发率高达70%[7]。卵巢癌的复发和治疗失败均与化疗药物的耐药密切相关。但由于卵巢癌多发现于晚期，临床上使用顺铂类和紫杉醇类化疗药物时易出现耐药反应，导致化疗药物对卵巢癌的敏感性降低，同时药物的疗效也显著降低。该患者确诊时即为晚期，予以化疗治疗后出现铂敏感复发，再次原方案治疗无效，更换方案化疗联合PD-1后仍无效，三线选择化疗联合抗血管靶向治疗，再次进展最终死亡。

总之，在卵巢癌的治疗中，化疗耐药是影响患者疗效的重要因素。目前，关于卵巢癌治疗过程中化疗药物耐药形成机制的研究已取得一定进展，但仍有许多问题需要解决。因此，研究潜在的分子机制对于制订克服耐药性的新策略至关重要。卵巢癌耐药机制复杂，药物代谢、细胞死亡、肿瘤细胞代谢等均与卵巢癌耐药密切相关，此外，信号通路改变、外泌体等其他因素也参与其中。展望未来，仍然存在诸多挑战，如何找到对免疫治疗有效的预测指标（如免疫评分、BRCA 和 HRD 状态等），从而对患者进行分层管理，如何有效减少治疗不良反应，以及需要开发新的有效的联合治疗方案，这些都有待进一步的研究与探索。

（病例提供：刘洪伯　新疆维吾尔自治区人民医院）

（点评专家：赵　兵　新疆医科大学附属肿瘤医院）

参考文献

[1]刘岩.铂类耐药复发转移性卵巢癌贝伐单抗联合白蛋白结合型紫杉醇治疗临床观察[J].临床医药文献电子杂志[J/CD].临床医药文献电子杂志，2020，7（51）：36，42.

[2]Chikazawa K，Netsu S，Kuwata T，et al.Bevacizumab improves overall survival in platinum refractory ovarian cancer patients：A retropective study[J].Taiwan J Obstet Gynecol，2018，57（6）：819-824.

[3]Brahmer JR，Tykodi SS，Chow LQ，et al.Safety and activity of anti-PD-L1 antibody in patients with advanced cancer[J].N Engl J Med，2012，366（26）：2455-2465.

[4]Matulonis UA，Shapira-Frommer R，Santin AD，et al.Antitumor activity and safety of pembrolizumab in patients with advanced recurrent ovarian cancer：results from the phase Ⅱ KEYNOTE-100 study[J].Ann Oncol，2019，30（7）：1080-1087.

[5]Hamanishi J，Mandai M，Ikeda T，et al.Safety and antitumor ac tivity of anti-PD-1 antibody，nivolumab，in patients with platinum-resistant ovarian cancer[J].J Clin Oncol，2015，33（34）：4015-4022.

[6]蒋绍艳，常宏，樊丹怡，等.淫羊藿苷对人卵巢癌细胞株的肿瘤恶性行为的抑制作用研究[J].四川大学学报（医学版），2018，49（4）：530-534.

[7]Ju X，Yu H，Liang D，et al.LDR reverses DDP resistance in ovarian cancaer cells by affecting ERCC-1，Bcl-2，Survivin and Caspase-3 expressions[J].Biomed Pharma，2015，33（34）：4015-4022.

老年套细胞淋巴瘤的诊断和治疗

一、病历摘要

（一）病史简介

患者男性，72岁，退休。

现病史： 2019年12月因发现颈部杏子大小包块1年，进行性增大半月就诊。行B超提示：甲状腺弥漫性病变（甲炎？甲状腺淋巴瘤？）；双侧颈部、双锁骨上、气管周围淋巴结肿大；行CT检查提示：甲状腺双叶改变，考虑甲炎并右叶结甲可能，建议结合甲功；颈部、气管周围多发淋巴结；纵隔、肺门、扫及腹腔多发淋巴结。进一步门诊行甲状腺细针穿刺细胞学提示：涂片见增生活跃的甲状腺滤泡上皮，符合甲状腺滤泡性肿瘤。病程中，精神好，睡眠好，食欲正常，无食欲亢进或减退，无精神性格改变，无发热、体重减轻、乏力、盗汗，大小便正常。

既往史： 既往体健。患有高血压病3年，血压最高180/80mmHg，口服阿司匹林肠溶片，1次/日，1片/次；氯沙坦钾片（科素亚），1次/日，每次1片；辛伐他汀（舒降之），睡前1片；苯磺酸氨氯地平（络活喜），1次/日，1片/次。目前控制在150/70mmHg，无其他慢性疾病史。

家族史： 无恶性肿瘤家族史。

（二）专科查体

体温36.4℃，心率98次/分，呼吸20次/分，血压121/65mmHg，BMI 23.9，BSA 1.9m²，KPS 90分。颈软，双侧颈部可触及多发淋巴结肿大，左侧约6cm×5cm，右侧约3cm×4cm，质韧，活动度可，界清，无压痛，无皮肤红肿破溃；其余浅表淋巴结未触及肿大；甲状腺弥漫性Ⅰ度肿大，无压痛，未闻及血管杂音；肝脾不大；心、肺、腹未及异常。

（三）辅助检查

五分类血常规：白细胞 8.21×10^9/L，血红蛋白 145g/L，血小板 264×10^9/L。

血生化：LDH 176.0U/L，β_2-MG 4.63 ↑ mg/L。

肿抗（血液）：CA125 55.20 ↑ U/ml。

2020 年 3 月 4 日 PET/CT 示：①双侧甲状腺残余叶代谢增高，考虑淋巴瘤累及（右侧大小约 1.6cm×1.0cm，SUVmax 5.2；左侧大小约 2.2cm×1.2cm，SUVmax 7.1）；双颈部Ⅱ、Ⅲ、Ⅳ区（右大者位于Ⅳ区，约 3.2cm×1.8cm，SUVmax 5.1；左大者位于Ⅱ区，约 1.2cm×1.2cm，SUVmax 6.1）、双锁骨上（右侧大者约 1.2cm×2.5cm，SUVmax 约 1.2；左侧大者约 1.4cm×1.3cm，SUVmax 3.2）、纵隔 2、4 组（大者位于 4 组，大小约 1.9cm×1.4cm，SUVmax 约 5.2），肝胃间隙、腹膜后（大者约位于肝胃间隙，大小约 2.0cm×1.2cm，SUVmax 6.2）多发淋巴结，部分肿大，考虑淋巴瘤累及（图像见病例 21 图 1）。

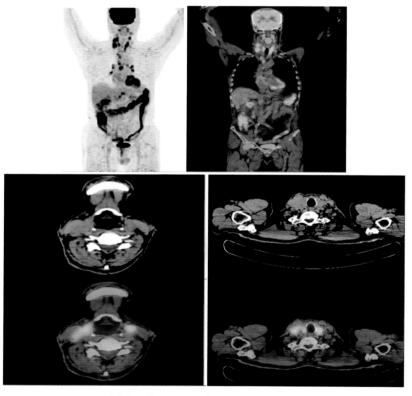

病例21图1　2020年3月4日PET/CT

注：图中显示浅表淋巴结、腹腔、后腹膜多发淋巴结肿大。

胃镜（病例21图2）：胃食管结合部黏膜肥厚隆起，表面充血，质软；十二指肠球部见多个0.2～0.3cm结节，表面发红，质软，降部黏膜光滑，无溃疡，无变形。

肠镜（病例21图3）：全结肠见散在多发大小不等的结节生长，升结肠较多，结节表面充血，质脆。

骨髓：骨髓细胞学骨髓象分类见红系增生欠活跃。骨髓活检未见肿瘤。

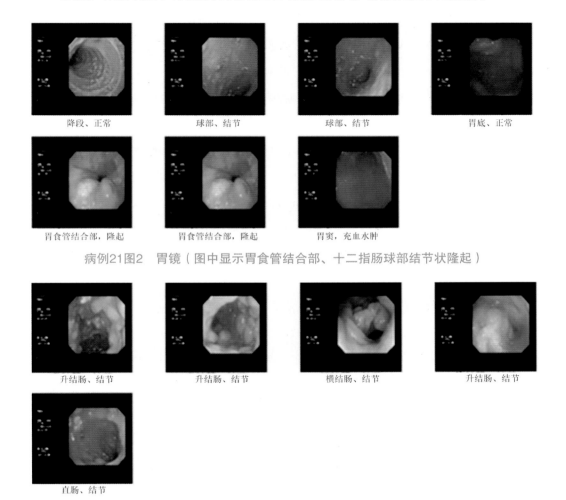

降段、正常　　球部、结节　　球部、结节　　胃底、正常

胃食管结合部，隆起　　胃食管结合部，隆起　　胃窦，充血水肿

病例21图2　胃镜（图中显示胃食管结合部、十二指肠球部结节状隆起）

升结肠、结节　　升结肠、结节　　横结肠、结节　　升结肠、结节

直肠、结节

病例21图3　肠镜（图中显示全结肠、直肠多发结节状隆起）

二、诊疗经过

因患者首诊于甲状腺外科，故于2020年1月13日在全麻下行"双侧甲状腺大部切除术＋双侧喉返神经探查术"，术中快速病理：（甲状腺右叶肿物）淋巴组织弥

漫性增生,考虑淋巴造血系统病变。术后常规病理:(甲状腺右叶肿物,甲状腺左叶大部,甲状腺右叶及峡部)结合组织形态及免疫组化染色结果诊断:非霍奇金淋巴瘤,B细胞源性(套细胞淋巴瘤)。免疫组化染色结果:CD20(+),PAX5(+),CD19(+),CD5(+),CD43(+),CyclinD1(bcl-1)(+),CD10(-),CD23(-),BcL-2(+),Bcl-6(-),c-myc(-),MUM-1(+),P53(5%+),Ki-67(40%+)。EBER原位杂交(-)。EBER阳性对照(+)。结合胃肠镜及病理、PET/CT、骨穿、头颅MRI、甲状腺病理,明确诊断为:非霍奇金淋巴瘤(套细胞淋巴瘤 Ⅳ期 MIPI评分4分 中危组),侵犯甲状腺、浅表、腹腔、后腹膜多发淋巴结[颈部(Ⅱ、Ⅲ)、锁骨上、纵隔(2、4组)、肝胃间隙、腹膜后]、胃肠。经讨论拟行"R-DHAP与R-CHOP方案交替化疗",分别于2020年3月10日、2020年4月2日、2020年4月26日行3周期R-DHAP方案化疗(具体为:利妥昔单抗(美罗华)700mg,d0,静脉滴注;地塞米松注射液40mg,d1~d4,泵入;阿糖胞苷3mg间隔12小时3mg,d2,静脉滴注;奥沙利铂150mg,d1,静脉滴注)。Ⅱ度消化道反应,第一周期化疗后院外出现Ⅲ度骨髓抑制(五分类血常规(20200320):血小板计数28↓×10⁹/L)。后分别于2020年5月23日、2020年6月13日、2020年7月6日给予"R-CHOP"方案化疗共3周期(具体为:利妥昔单抗(美罗华)700mg,d1,静脉滴注;环磷酰胺1200mg,d1,泵入;长春新碱2mg,d1,泵入;吡柔比星80mg,d1,静脉滴注;泼尼松40mg,d1~d8口服)。出现Ⅰ度消化道反应,无骨髓抑制。2周期化疗后复查胃肠镜、CT、MRI等检查,患者肠镜显示病变无法测量,范围较前略缩小,原有肿大淋巴结病变较前缩小92%,疗效评估VGPR;4周期化疗后复查PET/CT,Deauville评分3分(病例21图4);6周期后复查,PET/CT评分为2分(病例21图5),肠镜提示病灶较前好转,行活检仍提示套细胞淋巴瘤(病例21图6),患者疗效PR,尚未达CR。考虑患者耐受性及结合患者病情,给予"利妥昔单抗联合伊布替尼或泽布替尼"治疗,患者选择含有泽布尼的方案治疗。分别于2020年9月15日、2020年10月12日给予利妥昔单抗(美罗华)700mg,静脉滴注+泽布替尼160mg 每日2次 口服,2周期治疗后疗效达CR(病例21图7)。后给予患者口服泽布替尼160mg 每日2次 维持治疗。2021年5月10日返院复查,疗效仍然CR。因泽布替尼心脏不良反应患者不能耐受,给予利妥昔单抗维持治疗。2022年2月9日复查,CT显示纵隔散在淋巴结,部分(气管食管右侧旁

10^9/L

沟）较前增大，肠镜取活检，病理回报套细胞淋巴瘤，疾病复发（病例 21 图 8）。
2022 年 2 月 25 日肠镜活检病理：（横结肠活检标本，结肠 45cm 活检标本，直肠
活检标本）肠黏膜见片状淋巴细胞增生，结合免疫组化染色结果，符合套细胞淋巴瘤。免疫组化：CD20（+），PAX5（+），CD3（散在 +），CD5（+），CD10（-），
CD23（-），MUM1（弱 +），CyclinD1（bcl-1）（弱 +），SOX11（弱 +），CD138（-），
P53（5%+），BCL-2（90%+），K1-67（60%+），EBER 原位杂交（-），AE1/AE3（CK）
（-）。2022 年 3 月 22 日（升结肠活检标本）分子病理免疫组化：CD20（+），PAX5
（+），CD3（-），CD5（+），CD10（-），CD23（-），MUM1（+），CyclinD1（bcl-1）
（+），SOX11（+），P53（野生型，散在 +），Ki-67（50%+），EBER 原位杂交（-），
BcL-2（+），CCND1/IGH 基因融合阳性。后患者参加"一项评价口服 LOXO-305 用
于既往曾接受治疗的慢性淋巴细胞白血病 / 小淋巴细胞淋巴瘤（CLL/SLL）或非霍
奇金淋巴瘤（NHL）患者治疗的 2 期研究"，目前治疗中。

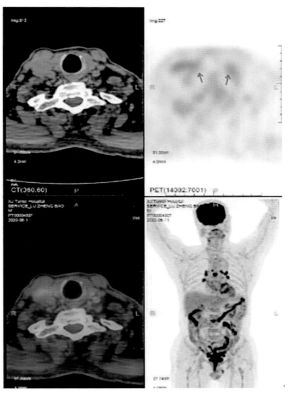

病例21图4　2020年6月11日PET/CT

注：图为4周期化疗后显示原肿大淋巴结缩小，Deauville 3分。

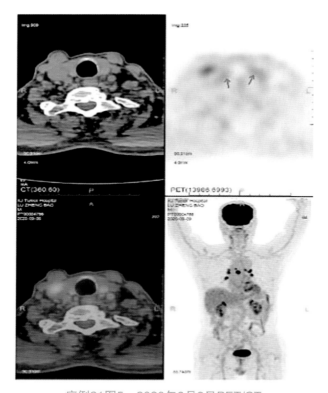

病例21图5　2020年9月2日PET/CT

注：图为6周期化疗后显示原肿大淋巴结缩小，Deauville 2分。

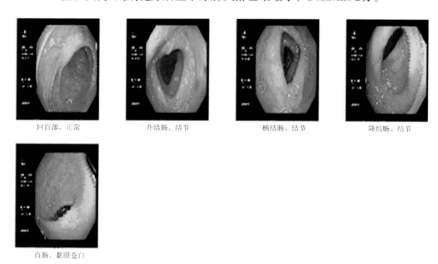

回盲部、正常　　　升结肠、结节　　　横结肠、结节　　　降结肠、结节

直肠、黏膜苍白

病例21图6　肠镜

注：图中为R-DHAP与R-CHOP方案交替化疗6周期后，仍可见多发结节状隆起，病理活检仍为套细胞淋巴瘤，免疫组化：CD20（+），PAX5（+），CD3（-），CD5（+），CD10（-），CD23（-），MUM1（+），CyclinD1（bcl-1）（+），SOX11（+），CD138（-），P53（-），Ki-67（+，40%）。

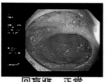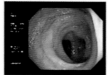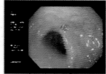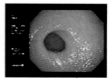
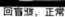

病例21图7　肠镜

注：为利妥昔单抗联合泽布替尼治疗2周期后，病理达到完全缓解。

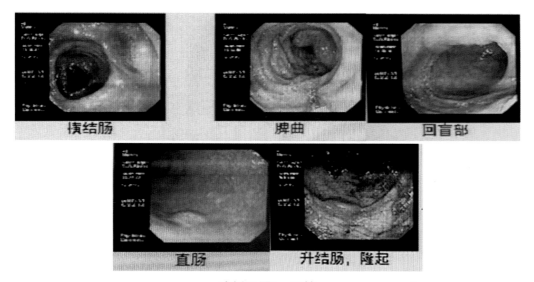

病例21图8　肠镜

注：2022年2月25日单药泽布替尼、利妥昔单抗维持治疗中病情复发。

三、病例讨论

患者老年男性，套细胞淋巴瘤侵犯甲状腺、消化道，Ⅳ期，MIPI 评分 4 分，中危组，MIPI-c 评分高中危组，CCND1/IGH 基因融合阳性。标准一线 R-CHOP 方案与 R-DHAP 方案交替治疗 6 周期后未达到 CR，给予二线利妥昔单抗联合泽布替尼双靶向治疗 2 周期后达 CR。双靶向巩固治疗一段时间后，改为泽布替尼单药维持治疗，后因毒性反应无法耐受，改为利妥昔单抗单药维持，无进展时间为 9 个月，复发之后参加了新药的药物临床试验。目前患者仍然接受治疗。

1. 治疗方案选择　患者的疾病特点为老年，既往有高血压病史，套细胞淋巴瘤，病变广泛，侵犯结外器官，且因此进行了甲状腺切除手术，甲状腺激素水平可能存在不稳定性。套细胞淋巴瘤具有"两极分化"的特点，即兼具侵袭性迅速发展和惰性不可治愈的行为。老年患者体质相对较弱，化疗等强烈治疗耐受性差，同时还需兼顾基础疾病。该病例经过 MDT 讨论，考虑肿瘤特点表现为侵袭性，范围广泛，肿瘤负荷大，虽然为老年高龄，但基础疾病高血压控制平稳，体能状况尚可，治疗意愿强烈，治疗目标以最大程度缓解症状、控制疾病，尽可能减少药物和治疗所带来的不良反应，让患者有一个更高的生活质量，延长生存。R-CHOP 方案是一线首选，回顾性研究显示含有阿糖胞苷的方案作为一线治疗用于老年患者可以延长 OS[1]，老年综合评估（comprehensive geriatric assessment，CGA）后，为适合组，故给予了 R-CHOP 方案与 R-DHAP 方案交替治疗诱导缓解。

2. 疗效评估　患者一线治疗后，未达 CR，但耐受良好，毒副反应并不严重，治疗过程中，一般生活质量较好。淋巴瘤的疗效评估，PET/CT 为首选[2]，不仅可以明确病变大小，还能了解肿瘤活性。因患者有结外侵犯，故还需进行胃肠镜评估。

3. 诱导化疗未达 CR 之后的治疗选择　2020 年 4 版 NCCN 套细胞淋巴瘤指南指出：对于一线未达 CR 患者需及时转入二线治疗。回顾性荟萃分析显示[3]：50% 患者接受伊布替尼治疗的 PFS 长于既往治疗方案，长达 92 个月的随访中未见非预期的毒性。对于复发难治的套细胞淋巴瘤，可选伊布替尼联合利妥昔单抗的新药方案[4]。多中心 Ⅱ 期研究显示泽布替尼单药 ORR 可达 83.7%，mPFS 达 33 个月[5]。故给予泽布替尼联合利妥昔单抗的二线治疗。

4. 预后　患者按照简易套细胞淋巴瘤国际预后评分系统（MIPI）[6]评为 4 分中危：年龄 72 岁，占 3 分；白细胞计数，占 1 分；结合 Ki-67 指数的联合 MIPI 预后评分系统（MIPI-c）[2]评为高中危：MIPI 中危 + Ki67 > 30%。5 年总生存率 43%，如果存在 TP53 突变、CDKN2A 和 TP53 同时缺失的患者中位生存时间不超过 2 年[7~9]，但患者拒绝基因检测，未能进一步判断预后。就患者病程特点而言，为复发难治型，提示预后不佳。

四、病例点评

套细胞淋巴瘤（mantle cell lymphoma，MCL）起源于成熟 B 细胞，属于非霍奇金淋巴瘤（NHL）亚类，占 NHL 的 6% ~ 8%[10]。常表达 CD5 和 SOX11，95% 以上患者伴有 CCND1 基因重排并导致 Cyclin D1 蛋白细胞核内高表达；患者以老年男性为主，常侵犯结外部位[2]。80% 的患者在确诊时已经是晚期，常见骨髓和外周血受累，此外病变还易侵犯消化道和韦氏环[11]。CCND1 基因与免疫球蛋白重链（IGH）基因易位是 MCL 的遗传学基础，见于 95% 以上的 MCL 患者[2]。本例患者 CCND1/IGH 基因融合阳性，几乎完全符合上述套细胞淋巴瘤的特点。

治疗前需对患者进行全面详细的评估，包括体格检查、体能状态（ECOG）评分、实验室检查（特别是血常规、血清乳酸脱氢酶、β_2- 微球蛋白、HBV、HIV 等病毒相关检测）、活检病理＋免疫组化检查、骨髓穿刺和骨髓活检、染色体检查，以及影像学检查。推荐 PET/CT 检查和评估，如有结外器官侵犯，还需针对性进行检查。本例患者检查规范而全面。

只有在治疗前进行充分地评估，才能给予最为合适的治疗。本例患者还进行了老年患者的 CGA 评估，使评估更加全面，不仅利于方案的选择，还利于耐受程度的判断。对于年龄 ≤ 65 岁一般情况良好的患者，R-CHOP/R-DHAP 方案序贯 ASCT 是首选，本例患者虽然超过 65 岁，但经全面评估后适合上述治疗推荐。因此，给予了 R-CHOP、R-DHAP 方案交替治疗。患者耐受良好，毒性反应不重。虽然治疗有效，但未达 CR，提示预后不佳，对于复发难治的患者 ASCT 疗效不佳。2022 版套细胞淋巴瘤诊断与治疗中国指南中指出，对于一线治疗后复发的患者首选 BTK 抑制剂联合利妥昔单抗作为挽救治疗。本例患者经标准规范二线治疗后，达 CR，完全缓解期长达 17 个月，同时有很高的生活质量，已经达到了治疗目标。

套细胞淋巴瘤采用 Lugano 2014 标准[12]进行疗效评价。有条件的患者首先考虑进行含 PET-CT 的疗效评价。治疗期间每 2 个疗程进行 1 次疗效评价，每 4 个疗程进行全面评价，包括 PET-CT，直至 CR。PET-CT 阴性后不再进行此项检查，除非考虑疾病进展[2]。本例疾病典型，诊断、治疗前评估、治疗、疗效评判都符合当前套细胞淋巴瘤诊疗规范，具有代表性。

（病例提供：刘　炜　马小平　新疆医科大学附属肿瘤医院）

（点评专家：赵　兵　新疆医科大学附属肿瘤医院）

参考文献

[1]Ratnasingam S，Casan J，Shortt J，et al.Cytarabine-based induction immunochemotherapy in the front-line treatment of older patients with mantle cell lymphoma[J].Sci Rep，2019，9（1）：13544.

[2]中国抗癌协会血液肿瘤专业委员会，中华医学会血液学分会，中国临床肿瘤学会淋巴瘤专家委员会.套细胞淋巴瘤诊断与治疗中国指南（2022年版）[J].中华血液学杂志，2022，43（7）：529-536.DOI：10.3760/cma.j.issn.0253-2727.2022.07.001.

[3]Rule S，Dreyling M，Goy A，et al.Ibrutinib for the treatment of relapsed/refractory mantle cell lymphoma：extended 3.5-year follow up from a pooled analysis[J].Haematologica，2019，104（5）：211-214.

[4]Atrash S，Thompson-Leduc P，Tai MH，et al.Treatment patterns and effectiveness of patients with multiple myeloma initiating Daratumumab across different lines of therapy：a real-world chart review study[J].BMC Cancer，2021，21（1）：1207.

[5]Song Y，Zhou K，Zou D，et al.Zanubrutinib in relapsed/refractory mantle cell lymphoma： long-term efficacy and safety results from a phase 2 study[J].Blood，2022，139（21）：3148-3158.

[6]Erratum in Hoster，et al.A new prognostic index（MIPI）for patients with advanced stage mantle cell lymphoma[J].Blood，2008，111：558-565.Blood，2008，111（12）：5761.

[7]Yi S，Yan Y，Jin M，et al.Genomic and transcriptomic profiling reveals distinct molecular subsets associated with outcomes in mantle cell lymphoma[J].J Clin Invest，2022，132（3）：e153283.

[8]Eskelund CW，Dahl C，Hansen JW，et al.TP53 mutations identify younger mantle cell lymphoma patients who do not benefit from intensive chemoimmunotherapy[J].Blood，2017，130（17）：1903-1910.

[9]Yi S，Zou D，Li C，et al.High incidence of MYC and BCL2 abnormalities in mantle cell lymphoma，although only MYC abnormality predicts poor survival[J].Oncotarget，2015，6（39）：42362-42371.

[10]Vardiman JW.The World Health Organization（WHO）classification of tumors of the hematopoietic and lymphoid tissues：an overview with emphasis on the myeloid

neoplasms[J].Chem Biol Interact，2010，184（1-2）：16-20.

[11]Wu M，Li Y，Huang H，et al.Initial Treatment Patterns and Survival Outcomes of Mantle Cell Lymphoma Patients Managed at Chinese Academic Centers in the Rituximab Era：A Real-World Study[J].Front Oncol，2021，11：770988.

[12]Cheson BD，Fisher RI，Barrington SF，et al.Recommendations for initial evaluation，staging，and response assessment of Hodgkin and non-Hodgkin lymphoma：the Lugano classification[J].J Clin Oncol，2014，32（27）：3059-3068.

病例22

外周T细胞淋巴瘤的诊断和治疗

一、病历摘要

（一）病史简介

患者女性，38岁，大学文化，教师。因发现颈部两枚杏子大小包块2个月，伴发热1个月，于2019年6月就诊。

现病史： 患者2019年4月无意间发现右颈部两枚3cm左右大小的包块，活动可，界清，光滑，无压痛，质韧，未在意，2019年5月中旬起间断出现发热，体温最高38.8℃，伴乏力、多汗，体温可自行消退。无咽痛、咳嗽、四肢关节疼痛。病程中，精神好，睡眠好，饮食正常，近1周体重减轻1.5kg，大小便正常。

既往史： 既往体健。无慢性疾病史，无结核等传染病史。

家族史： 无恶性肿瘤家族史。

（二）专科查体

体温36.3℃，心率112次/分，呼吸21次/分，血压109/84mmHg。BMI 30.1，BSA 1.93m^2，KPS 90分。面部瘙痒，双侧颈部、耳前、耳后、双侧腹股沟均可触及多发淋巴结肿大，较大者位于右侧颈部，约3cm×3cm，质韧，活动度可，界清，无压痛，无皮肤红肿破溃；其余浅表淋巴结未触及肿大；肝脾不大；心肺腹未及异常。

（三）辅助检查

五分类血常规：白细胞6.66×10^9/L，血红蛋白145g/L，血小板264×10^9/L，N 77.9%↑；血生化：LDH 581↑U/L，β$_2$-MG 3.95↑mg/L；肿抗（血液）：CA125 168.7↑U/ml；C反应蛋白21.93↑mg/L；血沉60↑mm/h；PCT 0.36↑ng/ml；真菌D、九项呼吸道病毒阴性；铁蛋白811↑ng/ml。

　　腹股沟淋巴结活检病理显示：形态学高度疑 T 细胞淋巴瘤；分子病理结果：EBER（－）；免疫组化结果：CD3（T+），CD20（B+），CD23（滤泡树突+），Ki-67（30%～50%+），CD43（T+），Bcl-2（T+），Pax-5（B+），D10（生发中心+），CD30（少+），ALK（普通）（－），Bcl-6（生发中心+），MUMI（+），C-Myc（15%+）。

　　骨髓：骨髓细胞学、活检未见异常。

　　PET/CT（病例 22 图 1）：全身多发肿大淋巴结代谢活跃（SUVmax 3.6～13.3，大者位于腹腔，约 5.6cm×4.9cm（位于肝门区），由多个结节融合，SUVmax 7.5），结合临床符合考虑淋巴瘤浸润；脾大代谢活跃（SUVmax 6.6），考虑淋巴瘤浸润。

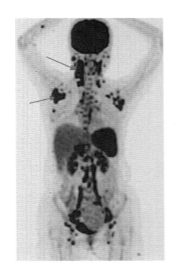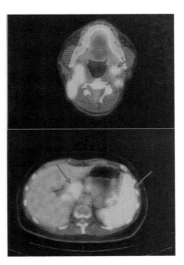

病例22图1　2020年6月24日PET/CT

注：图中显示浅表淋巴结多发肿大、脾脏受侵。

二、诊疗经过

　　患者明确诊断为：外周 T 细胞淋巴瘤 - 非特指型Ⅲ期，PIT 1 分，侵及淋巴结、脾脏。2019 年 7 月下旬行 4 周期"CHOPE 方案"化疗，具体为：环磷酰胺 1270mg 微量泵泵入 d1 ＋长春地辛 4mg 微量泵泵入 d1 ＋多柔比星脂质体 60mg 静脉滴注 d1 ＋依托泊苷 0.2g 静脉滴注 d1～d2 ＋泼尼松 100mg 口服 d1～d5，4 周期化疗 PET/CT 疗效评价 PR（病例 22 图 2），于 2019 年 10 月至 11 月中旬继续给予第 5、第 6 周期"CHOPE 方案"化疗。6 周期化疗后复查 PET/CT 提示肝脏新发病灶可能（病例 22 图 3），且存在残留病灶，行 B 超造影提示肝脏病灶靠近被膜，无法穿刺，并且请介入科会诊读片，CT 引导下也无法行穿刺活检。再次多学科讨论及区内病理专家联合会诊后明确诊断为：非霍奇金淋巴瘤（外周 T 细胞淋巴瘤），调整二线方案化疗，于 2019 年 12 月下旬给予 2 周期"西达苯胺＋Gemox 方案"化疗，具体为：西达本胺 30mg 口服一周 2 次，吉西他滨 1.6g 静脉滴注 d1，奥沙利铂 150mg 静脉滴注 d1（14 天一周期）。化疗后出现Ⅱ~Ⅲ度骨髓抑制，无消化道反应。于 2020 年 3 月 15 日行肝脏 MRI 检查，提示肝左外叶结节（大小约为 6mm×5mm×7.6mm），较前（2019 年 12 月 18 日）缩小，肝 S6 外缘异常强化结节（大小约 13.5mm×8.4mm×19.6mm），考虑转移可能（病例 22 图 4）；CT 提示右侧颌下新发淋巴结肿大（1.9cm×1.1cm）（病例 22 图 5），疗效评价 PD，考虑原方案无效或化疗间期过长肿瘤进展所致。2020 年 3 月中旬开始给予 2 周期"西达苯胺＋ICE 方案"化疗，具体剂量为：西达苯胺 20mg 口服一周 2 次，异环磷酰胺 8.0g 静脉滴注 d2，卡铂 700mg 静脉滴注 d2，依托泊苷 200mg 静脉滴注 d1，100mg 静脉滴注 d2~d3。化疗后出现中性粒细胞缺乏伴发热，体温最高达 39.5℃，血小板下降（最低 $6×10^9$/L），双下肢可见皮肤出血点，毒性反应重。2020 年 5 月复查 CT 评估疗效 SD（病例 22 图 6），PET/CT 提示病变肿瘤活性仍较高（病例 22 图 7），患者为复发难治性淋巴瘤，建议患者就诊北京肿瘤医院参加外周 T 细胞淋巴瘤临床试验，筛选失败。后给予苯达莫司汀联合卡铂及地塞米松方案治疗（BCD 方案）2 周期，具体为：苯达莫司汀 150mg 静脉滴注 d1~d2＋卡铂 700mg 静脉滴注 d1＋地塞米松 40mg 静脉滴注 d1~d4。化疗后出现Ⅲ度骨髓抑制，Ⅰ度消化道反应。复查 PET-CT 提示疗效 PR（病例 22 图 8A），后继续 BCD 方案化疗 3 周期，化疗后出现Ⅱ度骨髓抑制，Ⅱ度消化道反应。拟行字体造血干细胞移植，于 2021 年 2 月 28 日开始行 G-CSF 800μg 每日 1 次干细胞动员，因动员 4 天后患者白细胞计数未明显升高，外周血 CD34+ 细胞比例 0.01%，提示外周血干细胞动员失败。于 2021 年 3 月 6 日给予第 6 周期 BCD 方案化疗（病例 22 图 8B）。2021 年 4 月上旬复查 PET/CT 提示：对比 2021 年 1 月 20 日 PET/CT：右侧颌下、左侧第 9 肋旁、腹膜后、左侧髂总动脉旁、双侧髂内外血管旁、双侧腹股沟深组多发淋巴结，较前缩小，代谢较前减低。患者右侧颌下肿大淋巴结 SUVmax 3.3，略高于肝血池，余淋巴结活性均≤肝血池。右侧颌下淋巴结行切除活检，病理报告为：上皮样肉芽肿性病变，考虑为结节病。疗效达 CR（病例 22 图 8C）。后予"西达苯胺 20mg 口服，每周 2 次"

维持治疗至 2021 年 10 月停药。随访患者于当地医院复查血小板进行性下降，白细胞升高，给予输血治疗后向欠佳，考虑骨髓受侵可能。2021 年 12 月底行骨髓细胞学检查回报为：急性髓系白血病 M4 型（急性粒单细胞白血病）。进一步针对性治疗。

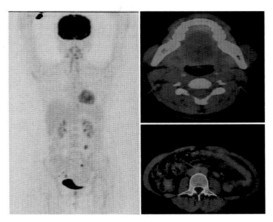

病例22图2　2019年10月18日PET/CT

注：图为4周期CHOPE方案化疗后显示原肿大淋巴结缩小。

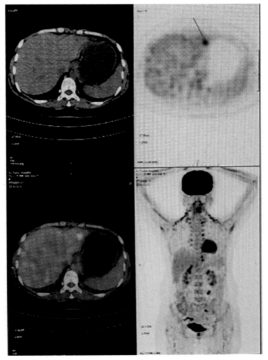

病例22图3　2019年12月12日PET/CT

注：图为6周期CHOPE方案化疗后显示肝左叶新发病灶。

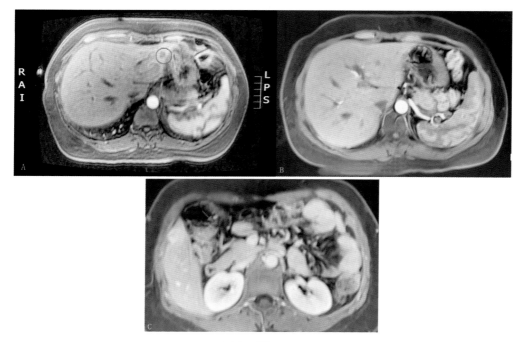

病例22图4　CT

注：A.2019 年 12 月 18 日 6 周期 CHOPE 方案后肝脏 MRI 左叶新发病灶考虑淋巴瘤侵犯；B.2020 年 3 月 16 日更换为西达苯胺＋Gemox 方案 2 周期化疗后肝脏左叶病灶；C.2020 年 3 月 16 日更换为西达苯胺＋Gemox 方案 2 周期化疗后肝脏新发病灶。

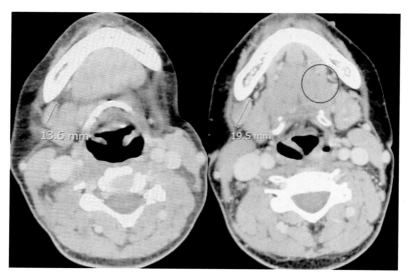

病例22图5　CT

注：A.2019 年 12 月 18 日 6 周期 CHOPE 方案化疗后颌下淋巴结；B.2020 年 3 月 16 日更换为西达苯胺＋ICE 方案 2 周期化疗后颌下淋巴结较前增大并新发。

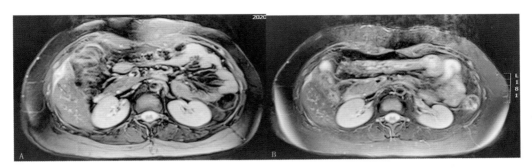

病例22图6　MRI

注：A.2020 年 3 月 16 日二线西达苯胺＋Gemox 方案化疗后肝脏病灶；B.2020 年 5 月 22 日三线西达苯胺＋ICE 方案 2 周期化疗后肝脏病灶。

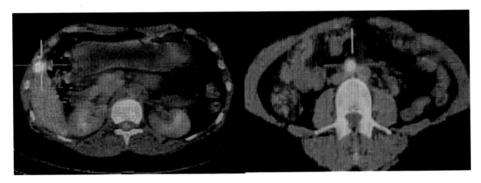

病例22图7　PET/CT

注：2020 年 5 月 28 日三线西达苯胺＋ICE 方案化疗后病灶仍有较高活性。

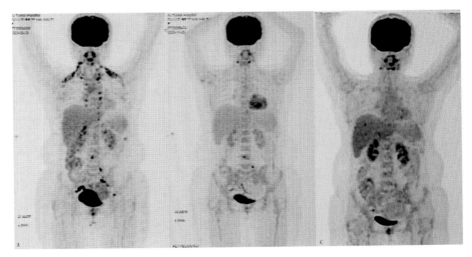

病例22图8　PET/CT

注：A.2020 年 9 月 29 日四线 BCD 方案化疗 2 周期后；B.2021 年 1 月 20 日四线 BCD 方案化疗 4 周期后；C.2021 年 4 月 12 日四线 BCD 方案化疗 6 周期后。

三、病例讨论

患者年轻女性，自觉颈部肿块伴发热，多方病理诊断及病理会诊才确定为外周T细胞淋巴瘤，非特指型。病变侵犯淋巴结、脾脏，Ⅲ期，预后指数（PIT）1分。首先CHOPE方案化疗6周期，但疗效评价为PD，肝脏出现新发病灶。二线给予HDAC抑制剂西达苯胺联合Gemox方案化疗，疗效评价认为PD。三线西达苯胺＋ICE方案病情仍然稳定，肿瘤活性较高，对治疗反应性差。故为难治性淋巴瘤。四线给予苯达莫司汀＋卡铂＋地塞米松的BCD方案治疗后，疗效PR，拟行干细胞移植，但干细胞动员失败。后继续BCD方案治疗，疗效CR，提示对苯达莫司汀敏感。无复发时间6个月。后患者因确诊第二原发肿瘤中断治疗。

1. 治疗方案选择　患者的疾病特点为年轻女性，外周T细胞淋巴瘤非特指类型，有发热，侵犯脾脏，患者在进行病理确诊时曾经三家三级甲等医院的会诊，最终才达成共识诊断为外周T细胞淋巴瘤。外周T细胞淋巴瘤（Peripheral T cell lymphoma，PTCL）属于侵袭性淋巴瘤，治疗反应率不高，且不易被发现，多数患者在发现时已经不是早期，病变广泛，虽然化学药物治疗是首选治疗手段，但对于化疗或者其他治疗的反应不强，5年总生存率不高[1]。PTCL对CHOP方案普遍治疗反应差。该患者的PIT 1分，对于Ⅲ/Ⅳ期的PTCL，2022版NCCN PTCL指南推荐的首选方案为维布妥昔单抗（Brentuximab vedotin，BV）＋CHP，但BV在当时不可及。2022版CSCO PTCL指南推荐CHOPE方案作为一线可选治疗，故该患者一线给予CHOPE方案治疗。

2. 一线治疗失败后的治疗选择　2022版中国抗癌协会（CACA）淋巴瘤诊治指南指出：一线治疗达CR的Ⅲ～Ⅳ期推荐ASCT，对于一线没有达CR的患者，属于复发难治类型，可参照复发难治者的治疗原则。西达苯胺在后线治疗的Ⅱ期研究中显示，在PTCL非特指类型人群中的客观缓解率（ORR）达到22%，真实世界研究显示：以西达苯胺为基础的联合治疗方案ORR可达63.3%[2]。《西达苯胺治疗外周T细胞淋巴瘤中国专家共识（2018年版）》[3]，针对复发或难治性NK/T细胞淋巴瘤患者，建议西达本胺联合改良Gemox或P-Gemox方案。故该患者二线给予西达苯胺联合Gemox方案化疗。该患者经过三线治疗后，病情仍然未得到较好控制，也再次验证了外周T细胞淋巴瘤预后较差的特点，被认为是复发难治类型淋巴瘤。

BENTLY 研究[4]显示：苯达莫司汀可以显著改善复发难治型 PTCL 的 PFS 及 OS，一项法国的回顾性多中心研究[5]表明，苯达莫司汀可以给难治型 PTCL 患者带来治疗获益。BENCART 研究[6]显示，苯达莫司汀联合卡铂、地塞米松的 BCD 方案可以给 PTCL 非特指型患者带来 4.4 个月的中位 PFS。故在后线给予该患者 BCD 方案治疗，疗效显著，患者达 CR。无复发生存时间达 6 个月。

3. 预后　患者 PIT 评分 1 分，但年轻，诊断时，病理确诊较为疑难。诱导化疗后有残存病变是预后不良的因素。肝脾侵犯预后更差。该患者多线治疗疗效均不理想，干细胞动员失败。以上均是预后较差的因素。

四、病例点评

外周 T 细胞淋巴瘤是一种异质侵袭性非霍奇金淋巴瘤，在美国和欧洲约占所有非霍奇金淋巴瘤病例的 10%，在亚洲部分地区高达 24%[7]，我国约为 21.4%[8]。此类淋巴瘤整体对治疗反应性相对较差，预后不佳，长期生存率仅 30%[9]，复发率很高，部分患者可伴有发热。这些亚型通常用环磷酰胺、阿霉素、长春新碱和泼尼松（CHOP）或 CHOP 样方案进行治疗。然而，含蒽环类药物的方案导致完全缓解（CR）率低，无进展生存期和总生存期差。老年患者（＞40 岁）和有不良预后因素（国际预后指数 [IPI] ≥ 2 分）的 5 年总生存率不超过 50%[10]。尽管加强了一线治疗的方法，比如在 CHOP 中加入依托泊苷（CHOPE）和进行干细胞移植，仍有相当大的疾病复发或早期进展的风险[11]。此外，很少有指导外周 T 细胞淋巴瘤治疗的随机研究，治疗方法主要来自 Ⅱ 期研究、回顾性研究和临床经验。从该患者的疾病演进情况来看，疾病发展较为迅速，确实对 CHOPE 方案治疗效果差。维布妥昔单抗是一种抗体耦联的 ADC 类药物，治疗 CD30+ 的外周 T 细胞淋巴瘤，ECHELON-2 研究首次证实与 CHOP 方案相比，使用 BV + CHP 方案的 CD30 + PTCL 患者无进展生存期（progression-free survival，PFS）和总生存期（overall survival，OS）均获得明显改善，药物耐受性良好，且安全性可控[7]。患者的免疫组化显示 CD30（少 +)。虽然 2019 年 NCCN 指南推荐 BV 作为首选一线治疗，但该药物在当时不可及，故患者选择了 CHOPE 方案，治疗较为规范合理。然而多线治疗患者疾病控制不理想，符合难治性淋巴瘤特点。大剂量化疗加自体干细胞移植（HDT—ASCT）越来越多地被用于一线治疗 PTCL[9]，但患者干细胞动员失败使患者有着更差的预后。PTCL

易复发和耐药，其耐药的机制包括膜糖蛋白介导的药物外排泵机制、拓扑异构酶、谷胱甘肽转移酶、蛋白激酶 C 等酶介导的耐药机制。此外，多药耐药基因 MDR-1 的过表达是导致 PTCL 对化疗耐药的重要原因[12]，MicroRNA 诱导的耐药作用也不容忽视，对其分子标志物、免疫表型、遗传机制、相关联合治疗方案进行深入研究才能使此类患者获得更大的临床获益。目前复发难治的 PTCL 采用联合免疫检查点抑制剂治疗、多种靶向药物联合的治疗临床研究均在进行中，有望对此类患者带来更好的治疗结局。

（病例提供：刘　炜　新疆医科大学附属肿瘤医院）

（点评专家：赵　兵　新疆医科大学附属肿瘤医院）

参考文献

[1]Morita A，Tateishi C，Muramatsu S，et al. Efficacy and safety of bexarotene combined with photo（chemo）therapy for cutaneous T-cell lymphoma.J Dermatol，2020，47（5）：443-451.

[2]Shi Y，Jia B，Xu W，et al.Chidamide in relapsed or refractory peripheral T cell lymphoma：a multicenter real-world study in China.J Hematol Oncol，2017，10（1）：69.

[3]马军，沈志祥，朱军，等.西达本胺治疗外周T细胞淋巴瘤中国专家共识（2018年版）[J].中国肿瘤临床，2018，45（15）：763-768.

[4]Damaj G，Gressin R，Bouabdallah K，et al.Results from a prospective，open-label，phase Ⅱ trial of bendamustine in refractory or relapsed T-cell lymphomas：the BENTLY trial.J Clin Oncol，2013，31（1）：104-110.

[5]Reboursiere E，Le Bras F，Herbaux C，et al.Bendamustine for the treatment of relapsed or refractory peripheral T cell lymphomas：A French retrospective multicenter study.Oncotarget，2016，7（51）：85573-85583.

[6]Park BB，Kim WS，Suh C，et al.A phase Ⅱ trial of bendamustine，carboplatin，and dexamethasone for refractory or relapsed peripheral T-cell lymphoma（BENCART trial）.Leuk Lymphoma，2019，60（13）：3251-3257.

[7]Horwitz S，O'Connor OA，Pro B，et al.Brentuximab vedotin with chemotherapy for CD30-positive peripheral T-cell lymphoma（ECHELON-2）：a global，double-

blind, randomised, phase 3 trial.Lancet, 2019, 393（10168）: 229-240.

[8]高天晓，李志铭.外周T细胞淋巴瘤和NK/T细胞淋巴瘤指南的更新解读[J].中国肿瘤临床，2020，47（20）: 1039-1043.

[9]杨磊，徐小红.自体造血干细胞移植治疗恶性淋巴瘤的研究进展[J].临床肿瘤学杂志，2011，16（6）: 566-571.

[10]Savage KJ, Harris NL, Vose JM, et al.ALK-anaplastic large-cell lymphoma is clinically and immunophenotypically different from both ALK+ ALCL and peripheral T-cell lymphoma, not otherwise specified: report from the International Peripheral T-Cell Lymphoma Project.Blood, 2008, 111（12）: 5496-5504.

[11]d'Amore F, Relander T, Lauritzsen GF, et al.Up-front autologous stem-cell transplantation in peripheral T-cell lymphoma: NLG-T-01.J Clin Oncol, 2012, 30（25）: 3093-3099.

[12]兰云意，陶伟，王晓雄，等.外周T细胞淋巴瘤化疗耐药分子诊断及治疗的研究进展[J].当代医药论丛，2023，21（3）: 7-11.